VOORWOORD

Er zijn twee manieren waarop je een boek kunt schrijven. Methode 1: je begint gewoon met typen en gaandeweg ontdek je als schrijver hoe de plot zich ontvouwt.

Methode 2: vóórdat je ook maar een letter op papier zet, stippel je het complete verhaal uit: begin, midden, eind, wie zijn de hoofdrolspelers en wat zijn hun motivaties? Wat is hun karakterontwikkeling?

Persoonlijk ben ik een voorstander van methode 2, zelfs als je – zoals ik – een boek schrijft dat volledig op de werkelijkheid is gebaseerd. Toen ik mijn vorige boek *Kracht* schreef, wist ik precies hoe het zou eindigen voordat ik eraan begon. Mocht je mijn debuut nog niet gelezen hebben… spoileralert! Het eindigt als volgt: nadat ik een dwarslaesie kreeg en vier jaar keihard had getraind om weer te gaan lopen, reisde ik in mijn eentje in rolstoel naar New York. Bij het Vrijheidsbeeld kwam het emotionele moment dat ik mijn nieuwe leven als rolstoelgebruiker accepteerde.

Dit nieuwe boek zal ik – vrees ik – toch noodgedwongen moeten schrijven volgens methode 1. Want nu – op het moment dat ik eraan begin – heb ik nog geen flauw idee hoe dit verhaal zal eindigen. De kans bestaat namelijk dat ik, als schrijver van dit verhaal, het einde niet haal. In dat geval is éérst wachten tot het verhaal helemaal klaar is en het dán pas opschrijven niet echt een optie. Ik ken namelijk geen enkel goed boek dat postuum geschreven is. Vandaar dat ik het schrijven toch alvast maar live doe, aangezien levend schrijven een stuk makkelijker is dan schrijven als je dood bent. Ik schrijf mijn belevenissen voor je op, op de dag dat ze daadwerkelijk gebeuren.

Nu is het gevaar van deze methode dat – mocht het onverhoopt toch verkeerd met mij aflopen – het verhaal voor jou als lezer nogal abrupt stopt. Wellicht zelfs midden in een zin. Zoals *Het dagboek van Anne Frank* waarin de schrijfster er helaas nooit aan toe is gekomen om een mooi eind aan haar eigen verhaal te schrijven. Mocht dat bij dit boek ook gebeuren: bij voorbaat mijn excuses. Ik had het zelf ook heel graag anders gezien.

Het grote voordeel van deze methode van schrijven is dat het boek niet alleen extra spannend is voor de lezer, maar vooral ook voor de schrijver! Aan de andere kant: als je dit boek, toen je het kocht, persoonlijk door mij hebt laten signeren of als je mij bij *Jinek* aan tafel hebt gezien terwijl ik het ongegeneerd aan het promoten was, dan is dat waarschijnlijk al een spoiler wat betreft de afloop. Ach ja... Uiteindelijk gaat het in het leven ook niet zozeer om het einde, maar om de weg daarnaartoe.

Ik wil dit boek opdragen aan mijn dochter Livia, mijn zoon James, mijn geweldige Remona en de 110.000 Nederlanders die elk jaar de diagnose kanker krijgen.

Het zal je maar gebeuren.

MET GIERENDE BANDEN

31 juli 2018

Zo hard mogelijk rijden Remona en ik vroeg in de ochtend naar het ziekenhuis. We mogen geen seconde verliezen. Ik moet er niet aan denken dat we te laat komen.

'Ben je er klaar voor?' vraagt Remona.

'Kun je dat ooit echt zijn?' citeer ik filosoof des vaderlands John Ewbank. 'Maar laat het maar gebeuren,' vervolg ik. 'Ik weet zeker dat we dit aankunnen.'

OLYMPISCHE MEDAILLE VOOR GELUK

Vier uur later

Als er een gouden olympische medaille zou bestaan voor geluk, dan heb ik die vandaag gewonnen! Remona ligt voor me op bed. Aan haar borst drinkt onze zoon. Ongelofelijk dat zo'n kind al drie kwartier na de geboorte weet waar een tepel voor dient en dat je daaraan moet zuigen. Om de paar minuten verlies ik me weer in een huilbui. De lekkerste soort: tranen van liefde vermengd met tranen van blijdschap met daarbovenop een gevoel van ultieme dankbaarheid om een voorspoedige bevalling en een gezond kind.

Ik had niet verwacht dat het weer net zo grandioos zou voelen als anderhalf jaar geleden, toen in de kamer hiernaast onze dochter werd geboren. Maar blijkbaar went dit gevoel niet. Waarschijnlijk went het nooit. Gelukkig maar. Wellicht is dit de reden dat sommige mensen zeven kinderen krijgen. Om dit gevoel steeds weer opnieuw te kunnen beleven.

Wat hebben we enorme mazzel gehad, twee gezonde baby's uit één ivf-behandeling. Officieel zijn ze zelfs een twee-eiige tweeling, want ze zijn ontstaan uit dezelfde zaadlozing en dezelfde eisprong. Ze zijn alleen niet op dezelfde dag uitgebroed. Er ligt in het ivf-centrum uit dezelfde 'serie' zelfs nog een kant-en-klaar derde embryo in de vriezer. Een beetje zielig misschien, maar die laten we daar voorlopig nog even zitten. Ik ken namelijk een vader van een drieling en die ziet er echt nóóit uitgeslapen uit.

Wanneer onze zoon is uitgedronken, mag ik mijn shirt uitdoen en komt hij tegen mijn borst aan liggen. Hopelijk verwacht hij uit mijn tepels niks lekkers.

Als James bijna twee uur oud is, kijkt Remona me aan: 'Zullen we de familie inlichten?'

We bellen eerst haar ouders. Remona's vader neemt op. 'Hallo, zijn jullie al richting het ziekenhuis?'

'Jazeker! Sterker nog... Luister eens!' Ik leg de hoorn vlak bij James en zijn gekerm is net hard genoeg om de andere kant van de lijn te bereiken.

'O, o, o, wat geweldig!'

Remona moet huilen. En ook bij mij laait mijn olympische geluksgevoel weer op. Eerst wil ik mijn tranen binnenhouden, maar wat is dat toch zonde, het is zo heerlijk om ze gewoon te laten gaan.

In een uur tijd bellen we onze ouders. Dat is best nog wel een klus, want allebei onze vaders en moeders zijn gescheiden en vervolgens hertrouwd, waardoor onze kinderen bij geboorte direct acht opa's en oma's hebben... Overigens erg handig: voor elke dag van de week één om te babysitten, plus een reserve!

OLYMPISCHE MEDAILLE VOOR PECH

Vier maanden later

Remona en ik zitten naast elkaar in de ziekenhuiskamer. Ik in mijn rolstoel, zij ernaast op een stoel.

Zojuist, tijdens het gesprek, had ik me sterk gehouden. Ik wil krachtig zijn voor mezelf, en vooral voor Remona. Ik probeerde zo goed mogelijk te luisteren naar wat er precies gezegd werd.

Nu de artsen de kamer uit zijn gegaan, kijk ik naar Remona. Ze begint te huilen. We knuffelen elkaar en dan komen ze ook bij mij los: tranen van liefde vermengd met tranen van schok en verwarring. Wat is hier zojuist gebeurd? Een pak donkere onweerswolken heeft zich boven onze toekomst samengepakt. Ze kwamen uit het niets. Vorige week was mijn leven nog zo simpel en overzichtelijk: een goede vader zijn voor de kinderen, een goede partner zijn voor Remona, hard werken: flitsende optredens neerzetten in het theater en bij mijn bedrijfsschnabbels, en als er nog wat tijd over is een potje rolstoelbasketbal. En dit alles blijven combineren tot het einde der tijden. Maar nu lijkt de toekomst van het ene op het andere moment zo onzeker, dat het niet eens duidelijk is of er nog wel een toekomst is.

'Zullen we de familie inlichten?' vraagt Remona.

'Ja,' zeg ik, 'die zitten nu ook gespannen te wachten.'

Ik bel eerst mijn vader. Hij vraagt: 'Hallo, weet je al iets?'

Ik val stil. Ik wil praten, maar er komt geen geluid uit mijn keel. Ik voel tranen opkomen. Maar dit zijn de soort tranen die ik wél wil tegenhouden. Ik ga het nu voor het eerst hardop zeggen. En als je het hardop uitspreekt, dan is het geen nare droom meer, maar dan is het werkelijkheid: 'Ik heb blaaskanker.'

Een voor een bellen we ons lijstje van ouders af. Stuk voor stuk moeten we ze het nare nieuws vertellen. Elke keer dat ik hetzelfde verhaal herhaal, wordt het alweer meer waar. En hoe zeker ik ook ben dat het de waarheid is, het voelt nog steeds onwerkelijk: ik krijg chemotherapie en daarna zal mijn blaas worden verwijderd.

In het theater maakte ik de grap dat het voordeel van in een rolstoel zitten is dat je niks anders meer kunt mankeren, want: 'Buut vrij! Ik heb al iets!'

Ik heb altijd geweten dat dat maar een grapje was, maar toch wilde ik graag geloven dat mij niets naars meer kon overkomen. Maar de duivel schijt altijd op de grootste hoop.

Er zijn zo door de jaren heen een paar vaste tradities gegroeid in de week voor kerst: 3FM heeft Serious Request, Radio 2 doet de Top 2000 en Marc de Hond krijgt van een arts te horen dat hij een tumor in zijn lijf heeft die zijn leven op de kop gaat zetten.

Hoe geef ik dat nu een plek in mijn hoofd? Als mensen weleens over mijn dwarslaesie aan mij vroegen: 'Waarom nou jij?' dan antwoordde ik: 'Waarom ik niet?' Dat geldt dan nu ook weer, vrees ik.

Op 19 december 2018 kreeg ik te horen dat er een kwaadaardige tumor in mijn blaas en blaaswand zit. Zestien jaar eerder, op 20 december 2002, ging het om de verwijdering van een tumor uit mijn ruggenmerg. Op 21 december 2002 kreeg ik als gevolg daarvan mijn dwarslaesie. De grote vraag is nu of ik deze jubilea in de toekomst apart of samen moet vieren.

VIEZE PIS

Vijf maanden eerder

Ik katheteriseer terwijl ik op bed lig. Remona ziet de katheter naar buiten komen. 'Zit er nou weer bloed in?' vraagt ze.

'Ja,' zeg ik, 'het is maar een klein beetje, gelukkig.'

'Moet je dat niet eens laten nakijken?'

'Bij mannen die katheteriseren is het niet gek om af en toe een klein wondje in de blaas te veroorzaken, een beetje bloed in de plas is normaal,' leg ik uit.

Als ik in de weken daarna vaker merk dat mijn plas steeds smeriger gaat ruiken en ik op Facebook ook nog eens een verhaal van Paul de Leeuw over blaaskanker lees, maak ik direct een afspraak met mijn uroloog.

ISOLEERKAMER

19 december 2018

Ik word overgeplaatst naar een andere kamer, eentje helemaal voor mij alleen. Ik word hard achteruit door de ziekenhuisgangen gereden. Dan stopt het bed opeens. Als ik achter me kijk, zie ik een witte muur en blijk ik niet aan het eind van de gang, maar in mijn nieuwe onderkomen terecht te zijn gekomen.

De afgelopen dagen lag ik met nog twee andere mannen op een zaal. Eentje lag recht tegenover me, ik had hem nog helemaal niet gezien. Op een ochtend hoorde ik hem van achter de vitrage uit volle borst zingen: '*Lalalala, Life is life!*' Steeds maar weer opnieuw: 'Life is life!'

Blijkbaar kende hij de rest van het liedje niet. Ik pakte mijn iPad en zocht het nummer op YouTube op en zette het keihard voor hem op de speakers. Een verpleegkundige vertelde mij dat hij straalde. Toen later eindelijk het gordijn werd geopend, bleek hij een klein, mollig Argentijns mannetje te zijn.

Maar vanaf nu lig ik dus alleen: ik kreeg namelijk vijf dagen geleden een kijkoperatie aan mijn blaas. Daar is toen wat weefsel weggehaald dat later na het onderzoek in het lab een nare, kwaadaardige tumor bleek te zijn. Tijdens diezelfde operatie heb ik ook last gekregen van één of meerdere bacteriën die mij heel erg ziek hebben gemaakt. Ja, dat kon ik er ook nog wel bij hebben.

Een van de bacteriën in mijn blaas bleek een besmettelijke ziekenhuisbacterie te zijn. Vervelend, maar daardoor heb ik nu wel recht op een kamer alleen. Geen zingende buurman meer. De verpleging trekt eerst een mondkapje, schort en handschoenen aan voordat ze mijn kamer binnenkomen.

Er werden in vier dagen tijd wel vier verschillende soorten antibiotica aan mijn infuus gehangen. Niets hielp. Daardoor had ik de afgelopen dagen continu verschrikkelijke koortsaanvallen. Het ene moment had ik het ijskoud en lag ik rillend op bed, het andere moment had ik het bloedheet en zweette ik twee uur lang totdat mijn kleding en bed doorweekt waren.

Vanwege mijn dwarslaesie kan ik mijn temperatuur heel slecht reguleren. Daardoor moest ik als ik het koud kreeg worden bedolven onder de dekens, en als ik wilde afkoelen moest alles weer van me af. Dat is het enige wat de technologie van het ziekenhuis anno 2018 voor mij kan betekenen. Ja, ze hadden inderdaad in de verkoeverruimte bij de operatiekamers van die hitteblazers staan waarmee ze me snel en doeltreffend zouden kunnen verwarmen, maar ja, die hadden ze dáár en konden ze echt niet naar mijn kamer halen.

GOOGEL BLAASKANKER

Die avond

Het is zo'n twaalf uur geleden dat mijn uroloog me vertelde dat ik blaaskanker heb. Sindsdien ben ik – tot mijn eigen verbazing – erg rustig gebleven. Ik heb vanavond zelfs een halfuur met Remona flauwe grapjes gemaakt over de situatie. Wellicht is dat wel mijn verdedigingsmechanisme.

Men zegt weleens dat het een typisch Joodse eigenschap is. De enige manier om macht te krijgen over een machteloze situatie is door hem te ridiculiseren. Ik ken de verhalen van mijn opa over de practical jokes die hij uithaalde in het concentratiekamp.

Nu hoor ik mezelf roepen dat ik hoop dat als ik straks chemo krijg, mijn rughaar en konthaar als eerste zullen uitvallen. Of dat we mijn blaas als hij verwijderd is gaan begraven onder een klein pittoresk kerkje. Dat wordt dan een blaaskapel. Flauw, maar het zorgt wel voor wat verlichting.

Als Remona rond tien uur afscheid neemt en naar huis gaat, pak ik mijn iPad. Ik googel het woord 'blaaskanker'. Dat had ik beter niet kunnen doen! Binnen de kortste keren vind ik een grafiekje met overlevingskansen van mensen met mijn diagnose. Dat is niet best. Slechts een klein percentage van de patiënten is vijf jaar later nog in leven. Er sterven er zelfs een heleboel in het eerste jaar! Pas nu dringt de ernst van mijn situatie echt tot me door. Jezus! Ik kan hier gewoon dood aan gaan!

Nu is de gemiddelde patiënt met blaaskanker wel wat ouder dan ik ben. De grafiek dateert van vijf jaar geleden; inmiddels is de kankergeneeskunde ook weer ietsje beter dan destijds. Hopelijk betekent dat dat ik wel een betere kans heb dan dit grafiekje doet vermoeden, maar verdomme, dit is helemaal niet grappig. Het lukt me die nacht niet om de slaap te vatten.

DE GESCHIEDENIS HERHAALT ZICH

20 december 2018

Mijn vader pakt een klapstoel uit de kast en gaat naast mijn ziekenhuisbed zitten. Remona heeft aan de andere kant plaatsgenomen in mijn rolstoel. 'Toen Jasmin hoorde dat ze borstkanker had, was jij bijna twee en je broertje een paar maanden. Precies even oud als Livia en James nu zijn,' zegt mijn vader.

Die gedachte was mij ook al door het hoofd geschoten. Bizar hoe de geschiedenis zich kan herhalen. Althans, dat ik me nu precies in dezelfde situatie bevind als mijn moeder bijna veertig jaar geleden hoeft natuurlijk niet te betekenen dat het met mij hetzelfde afloopt. Na ruim een jaar ziekte, overleed mijn moeder op dertigjarige leeftijd. Het was een paar weken na mijn derde verjaardag.

Ik heb als peuter weinig van haar ziekte meegekregen. Twee jaar na haar overlijden hertrouwde mijn vader en kreeg ik een nieuwe moeder.

Later heb ik mama Jasmins dood eigenlijk nooit zozeer vanuit mijn eigen perspectief beschouwd: hoe was het voor mij om als peuter mijn moeder te verliezen? Ik vond het vooral erg voor haar. Het leek me vreselijk om als kersverse ouder te beseffen dat je je kinderen niet zult kunnen zien opgroeien. Wat een onrecht zou het zijn als mij straks hetzelfde lot beschoren zou zijn. Ik neem me voor dat ik er álles aan ga doen om dat te voorkomen.

'Als je terugkijkt op de tijd dat mama ziek was, wat zou je dan achteraf liever anders hebben gedaan?' vraag ik mijn vader.

'Je moeder is nog lang blijven werken,' legt mijn vader uit. Hij vervolgt: 'Ze had 's ochtends chemo en dan ging ze daarna gewoon naar kantoor toe. Destijds was ik heel trots op haar dat ze zo sterk was dat ze dat kon opbrengen. Ze bikkelde gewoon door, ondanks haar ziekte en de zware behandeling. Later heb ik weleens gedacht dat het misschien beter was geweest als ze al haar kracht en energie volledig had gericht op haar genezing. We zullen nooit weten of dat de uitkomst had veranderd, maar alle energie die je tijdens je ziekte besteedt aan werk, kun je niet gebruiken voor je genezing.'

De volgende dag annuleer ik mijn theatertour en zeg ik al mijn bedrijfsoptredens af.

PARKEERPLAATS

Het is negen jaar geleden dat Remona en ik elkaar ontmoetten op de parkeerplaats van Sportcentrum Papendal. Zij was een veelbelovende atlete op de zevenkamp op weg naar de Olympische Spelen van 2012. Ik was reservespeler van het Nederlands rolstoelbasketbalteam op weg naar de Paralympische Spelen. We trainden al een jaar precies op dezelfde dagen, maar hadden elkaar nog nooit ontmoet. Ze liep langs mijn auto toen ik mijn rolstoel inlaadde en ik was direct onder de indruk. Zij vond mij blijkbaar ook interessant, want het was koud, ze was bezweet en ze bleef twintig minuten met me praten nadat ik haar aansprak met de legendarische openingszin: 'Wat voor sport doe jij?'

Na die ontmoeting werd het mijn sport om haar tussen de trainingen door 'per ongeluk' tegen te komen. Of om bij de lunch bij haar aan tafel te zitten. Mijn medespelers vonden het maar gek dat ik vaker aan de atletiektafel te vinden was dan bij hen.

Een halfjaar zat ik achter Remona aan. Ze had een vriend die speciaal voor haar uit het buitenland naar Nederland was gekomen en die bij Remona's ouders inwoonde.

Op een avond in februari was Remona op haar kamer op Papendal en ik logeerde in het Sporthotel. We appten, en uiteindelijk kwamen we tot de conclusie dat we net zo goed live konden kletsen. Remona kwam naar mijn kamer en van het een kwam het ander.

De dagen erna had ik wat minder contact met Remona. Ze was in voorbereiding voor haar eerste grote internationale toernooi: het EK Indoor, waar ze uitkwam op de vijfkamp. We appten nog wel af en toe en refereerden aan hoe fijn de avond in de hotelkamer was geweest.

Al snel bleek dat de vriend van Remona haar telefoon had gehackt en alles had meegelezen. Het was bonje in huis. En dat een paar dagen voor haar grootste wedstrijd ooit. Ik vond het verschrikkelijk. Ze verbrak het contact met me. En terecht.

Op 5 maart 2011 zat ik natuurlijk wel voor de tv om op Eurosport te kijken hoe ze het ervan af zou brengen. Ik zag haar het Nederlands record hoogspringen verbreken: 1,92 meter en ook alle andere onderdelen gingen uitstekend. Bij de afsluitende 800 meter moest ze in het spoor blijven van haar directe tegenstander voor brons. Met bonzend hart zag ik Remona zich de longen uit haar lijf rennen en bij haar eerste grote wedstrijd direct brons incasseren. Ik was zo trots. Blij rende ze naar een man op de tribune en viel hem in de armen. Dat was dus mijn concurrent.

Ik feliciteerde Remona en daarna hadden we twee weken geen enkel contact. Was ik haar kwijt? Achteraf bleek dat ze tot na de wedstrijd wilde wachten om haar relatie te verbreken. Bovendien moest haar ex ook nieuwe huisvesting vinden.

Toen dat allemaal achter de rug was, volgde al snel onze eerste date. Remona kwam bij me ontbijten. Dat mondde uit in een bezoekje aan mijn slaapkamer en daarna een wandeling door het Vondelpark.

Na een maand daten gaf ik Remona mijn sleutel, omdat zij alvast zou gaan koken en ik nog een basketbaltoernooi had. Die sleutel heb ik nooit meer teruggevraagd. Ik maakte een la leeg in mijn kast waar ze spulletjes in kon opbergen. Niet veel later had ze de hele kast en woonden we samen. Ik was dolgelukkig.

Die zomer reed ik naar Rathingen in Duitsland om Remona zich te zien kwalificeren voor het WK atletiek. Niet veel later vloog ze naar Israël om mijn team de kwalificatie voor Londen 2012 te zien mislopen. Overigens kwam ik maar twee keer in actie: toen mijn concurrent zijn contactlens even kwijt was (na twintig seconden had hij hem weer) en toen we al uitgeschakeld waren en ik de laatste twee minuten van het toernooi mocht volmaken. Ik klaagde niet: ik was al vereerd dat ik mee mocht en wist dat de andere spelers veel beter waren dan ik.

Onze eerste vakantie was een reis naar Florida. We reden van Miami naar Orlando. We hebben er nog een geweldig filmpje van waarin we aan het zwembad liggen en in de camera speculeren wanneer we zouden gaan trouwen en hoeveel kinderen we zouden krijgen. Ik zei twee. Een jongen en een meisje.

Ik reisde heel Europa door om alle wedstrijden van Remona te zien. Een eenzame bedoening, want er is nauwelijks mogelijkheid tot contact. Dus ik zat in m'n eentje in het hotel en de hele dag alleen op de tribune. Maar ik zou het voor geen goud willen missen. Wanneer het toernooi afgelopen was, kwam ze naar me toe en gaf ik haar een Tony Chocolonely.

Remona raakte geblesseerd vlak voordat ze zich voor Londen moest plaatsen. Ontzettend pijnlijk. Iets waar ze zeker vier jaar voor gevochten had en dat nu aan haar neus voorbijging.

We boekten een vakantie naar Mallorca zodat ze de openingsceremonie niet hoefde te zien. Dat was gewoon te pijnlijk. Op een avond maakten we een wandeling over het eiland. We zagen een plein waar veel mensen waren. We waren benieuwd wat daar te beleven viel. Toen we dichterbij kwamen werd het duidelijk: ze keken op een groot scherm naar de openingsceremonie.

In 2013 kampte Remona met allerlei blessures, maar ze wist toch mooie resultaten neer te zetten. In 2014 werden de blessures erger en stopte ze met haar sportcarrière. Een grote klap en ze belandde in het befaamde zwarte gat. Het was onze eerste tegenslag. Remona was niet altijd even vrolijk. Natuurlijk niet, haar droom lag in duigen. Als liefhebbend vriendje heb ik haar geholpen. We hebben veel gesprekken gevoerd, en dat leek te helpen.

Remona volgde een opleiding aan de Johan Cruyff University en pakte daarna haar oorspronkelijke werk als fysio weer op.

Ondertussen vond ik het ook wel genoeg om altijd op de bank te zitten bij Oranje. Papendal was ook minder gezellig zonder Remona. Ik stopte en ging een jeugddroom achterna: optreden in het theater! Nadat ik in 2012 meedeed aan TEDX Amsterdam werd ik gevraagd om mee te doen met de LULverhalen, de mannelijke variant van de vaginamonologen. Een impresario had me gezien en zei dat hij wel een solovoorstelling met mij kon boeken. Ik zei: 'Als er vijf theaters zijn die me willen, ga ik iets maken!' Het werden er vijfentwintig en vanaf dat moment toerde ik elk jaar met verschillende voorstellingen langs de Nederlandse theaters.

In 2015 bezoeken we mijn revalidatiearts. We willen graag een kindje en door mijn dwarslaesie zijn de orgasmes wisselvallig. Op de natuurlijke manier is het ons niet gelukt. Uiteindelijk moet ik onder narcose om met rectale elektrostimulatie een ejaculatie op te wekken. Remona moet hormonen prikken om voldoende eitjes op te wekken, die dan weer 'geoogst' kunnen worden. Deze worden in het ivf-lab bij elkaar gebracht en er volgt goed nieuws: er zijn zeven levende embryo's uit voortgekomen. In de ivf-dependance van de VU worden deze op precies het juiste moment van haar cyclus in Remona's baarmoeder teruggeplaatst. Het toeval wil dat wij naast de VU wonen en dat die gebouwen letterlijk in onze tuin staan. Elke keer dat we erheen gaan zijn we bang dat de buren ons zien en weten waar we mee bezig zijn.

Al bij de eerste terugplaatsing van het eerste embryo is Remona zwanger. We kunnen ons geluk niet op. We beginnen direct met zoeken naar een grotere woning met tuin. We vinden een prachtig appartement in Badhoevedorp en doen een bod. Het wordt geaccepteerd! We gaan verhuizen. Ons eerste echte huis samen en Remona kan eindelijk weg uit mijn 'bachelorappartement' dat ze door de jaren heen iets gezelliger en vrouwelijker heeft proberen te maken.

Maar even later blijkt onze baby geen hartslag te hebben. Remona krijgt een miskraam. Onze volgende tegenslag, die we niet te dramatisch maken: de arts had ons verteld dat dit waarschijnlijk wel een keer zou gebeuren.

Het volgende embryo dat wordt teruggeplaatst, levert geen zwangerschap op. Dan komen we bij nummer drie. Dat blijft wel in de baarmoeder, maar we juichen pas als we een hartslag gehoord hebben. Gespannen gaan we naar de ivf-arts, die inmiddels als een goede vriend voelt. We kijken mee op het scherm als het echoapparaat bij Remona vaginaal wordt ingebracht. Ik juich bijna, omdat ik een hartslag denk te horen, maar het blijkt de printer in de kamer ernaast.

Maar even later bevestigt de arts met een grote glimlach dat er een hartje te zien is. Ik moet huilen van geluk.

We hebben ons droomhuis in Badhoevedorp en kunnen de leegstaande kamer inrichten voor wat we hoopten: een baby!

In januari 2017 werd Livia geboren en in juli 2018 werd ons geluk compleet toen embryo nummer zes uiteindelijk onze zoon James werd. Twee gezonde kinderen uit één ivf-behandeling. Wat hen feitelijk een twee-eiige tweeling maakt. Ze komen uit dezelfde ejaculatie en eisprong. Helemaal een gekke gedachte: als de arts een andere keus had gemaakt, had James de oudste kunnen zijn en Livia de jongste. Nummer drie zit nog in de vriezer. We kunnen er nog een drieling van maken. Maar nu kanker ons leven overhoop heeft gegooid, kunnen we daar beter even mee wachten. En wellicht is twee kinderen ook wel genoeg.

VERANDERINGSGOEROE

In mijn boek *Kracht* en in mijn eerste theaterprogramma *Scherven Brengen Geluk* legde ik uit hoe ik zestien jaar geleden veranderde van een keeper bij voetbal in een rolstoelbasketballer bij Oranje.

Het bedrijfsleven ontdekte mijn verhaal over 'omgaan met verandering'. Vervolgens stroomde mijn agenda vol met allerlei zakelijke optredens. Ik werd geboekt door firma's en organisaties die aan de vooravond staan van een grote verandering.

Wie bellen ze dan? Mij! En dan vragen ze of ik mijn ervaring met verandering wil delen. Doe ik graag! Ik vertel hun dan hoe ik ben omgegaan met mijn dwarslaesie. Dan leg ik hun uit dat als je iets héél ingrijpends overkomt, je dan niet moet zeuren, maar dat het juist een geweldige kans is om je leven over een andere boeg te gooien!

En daarna vraag ik de directeur van het bedrijf op het podium, en die maakt dan bekend dat er tweehonderd man op straat komen te staan.

Ja, ik vind het zo fijn als ik mensen van dienst kan zijn!

Bij mijn optredens vertelde ik zo enthousiast over mijn nieuwe leven in een rolstoel, dat ik me genoodzaakt voelde om mijn publiek na afloop te waarschuwen. Ik zei dat ik me heel goed kon voorstellen dat zij nu ook graag een dwarslaesie wilden, maar dat het misschien niet zo verstandig is om direct van een balkon af te springen.

Ik vervolgde: 'Als je een dwarslaesie krijgt, is dat eerst afschuwelijk, daarna is het wennen en pas daarná wordt het leven weer leuk. Wat dat betreft is het krijgen van een handicap precies het omgekeerde van een huwelijk.'

De manier waarop ik met zelfspot, omdenken en positivisme over mijn grote transitie kon spreken, sloeg aan en zo werd ik een 'veranderingsgoeroe'.

In de tussentijd veranderde mijn eigen leven ook. Ik veranderde van vrijgezel in de vriend van Remona. Ik veranderde van een zoon in een vader! En ik ging het theater in, waar ik voortaan werd aangekondigd als 'cabaretier'. Prachtige veranderingen waar ik intens van genoot.

Als het ging om negatieve veranderingen – shit waar je niet om gevraagd hebt – zoals het krijgen van een ziekte, het verbreken van een relatie, ontslag of het overlijden van een dierbare, probeerde ik mijn publiek mee te geven hoe je dat soort dingen kunt accepteren en later zelfs omarmen.

Ik kon op dat moment niet vermoeden dat ik mijn eigen lessen over acceptatie zélf nog een keer hard nodig zou hebben. De veranderingsgoeroe veranderde van een vitale, gezonde rolstoelgebruiker in een kankerpatiënt.

Hoewel ik niet gelovig ben, haalde ik tijdens mijn revalidatie veel steun uit een prachtig gebed: 'The Serenity Prayer'. Nu haal ik hem nogmaals uit de kast:

God, Allah, Placebo in the sky,

Grant me the serenity to accept the things I cannot change. The courage to change the things I can. And the wisdom to know the difference.

Omein.

CT-SCAN

21 december 2018

Na een week in het ziekenhuis mag ik naar huis. Om mijn nek hangt een portable infuuskastje met daarin mijn antibiotica. Het apparaatje is verbonden met een zogenaamde PICC-lijn, die via een continu diep infuus in mijn bovenarm rechtstreeks verbonden is met mijn hart. Daar wordt het medicijn 24 uur per dag afgeleverd. Ik moet dit kastje twee weken omhouden. Niet heel praktisch, vooral niet als je gaat douchen.

Elke dag komt er iemand van de thuiszorg bij ons langs om het medicijn in het kastje aan te vullen. In de gebruiksaanwijzing had ik gelezen dat je nooit op het knopje 'flush' mag drukken als het kastje op de patiënt is aangesloten. Het doorspoelen van de lijn terwijl ik er nog 'aan hang' zou namelijk dodelijke gevolgen hebben. Elke keer dat een dame van thuiszorg fanatiek op allerlei knoppen begint te rammen, maak ik me nogal zorgen.

Een paar dagen na mijn diagnose is in het ziekenhuis een CT-scan gemaakt die moet uitwijzen of de tumorcellen zich beperken tot alleen mijn blaas of dat ze zich ook op andere plekken in mijn lichaam bevinden. Vrij cruciaal om te weten. In mijn ziekenhuis wordt in het weekend en met de kerstdagen niet naar deze foto's gekeken, dus officieel moet ik tot na de kerst wachten op deze uitslag.

Gelukkig heb ik een geweldige oom in Florida, die daar al meteen afgelopen weekend met bevriende specialisten naar de ruwe foto's heeft gekeken. Maandagochtend kregen we het goede nieuws dat die foto's er relatief gunstig uitzien; de tumor lijkt zich te beperken tot mijn blaas en blaaswand. Er zijn wel zorgen over mijn lymfeklieren. Die zijn wat vergroot: dat kan betekenen dat er misschien al kleine uitzaaiingen zijn, maar de vergrote lymfen kunnen ook heel goed verklaard worden door de stevige bacteriële infectie die mij de afgelopen tijd geteisterd heeft.

De eerste week na de diagnose was een achtbaan van emoties. Remona en ik hebben vaak gehuild – wat soms geweldig kan opluchten – en trouwens ook een hoop gelachen. Dat blijft toch de beste manier om met tegenslag om te gaan.

Waar ik het meest van kan genieten, is om te zien hoe mijn geweldige familie en schoonfamilie er alles aan doen om te helpen. Iedereen maakt zich op zijn eigen manier nuttig. Onze ouders die helpen met het oppassen op en verzorgen van de kinderen en eten komen brengen, mijn broertje en vader die zich storten op het verzorgen van second (en third) opinions en ons voorzien van mentaal advies. Iedereen pakt zijn rol weer op van zestien jaar geleden. *The band is back together.*

En dan heb ik het nog niet eens gehad over de allerbelangrijkste persoon: Remona. Zij helpt me met alles, zorgt dat er gezond eten in huis is, vitamines en supplementen, zorgt dat mijn infuus droog blijft als ik onder de douche ga, en dat ik een schoon bed krijg als ik 's nachts enorm heb liggen zweten. Dat alles terwijl ze ook nog de zorg voor onze twee kinderen voor haar rekening neemt.

Ik wist al heel lang dat kiezen voor haar de beste keus was die ik ooit gemaakt heb, en dit zie ik nu elke dag weer bevestigd.

MAARTEN VAN DER WEIJDEN

28 december 2018

Ik moet de laatste dagen vaak terugdenken aan negen jaar geleden. Het boek *Beter* van Maarten van der Weijden was net verschenen en in een boekwinkel interviewde ik hem over zijn verhaal. In het boek omschreef hij tot in detail zijn genezing van leukemie, en zijn overwinning op het open water op de Olympische Spelen in Beijing.

Maarten vertelde dat hij er een hekel aan heeft als mensen praten over het 'overwinnen' van kanker. Dat impliceert dat de mensen die het niet redden verliezers zijn. Bovendien vond hij zichzelf een luie patiënt. Hij had zijn hele ziekenhuisperiode op bed gelegen, terwijl zijn kamergenoten er alles aan deden om zo fit mogelijk te blijven. Maarten overleefde, zijn kamergenootjes niet.

Volgens Maarten is het overleven van kanker een kwestie van geluk. Je artsen behandelen jou, die doen het werk. Vervolgens slaan de medicijnen aan, of niet.

Het zou voor mij een prettig idee zijn: dat ik als patiënt enorm veel invloed kan uitoefenen op de uitkomst. Ik weet uit mijn revalidatieperiode dat ik het talent heb om nooit op te geven. Dat ik optimistisch kan blijven onder moeilijke omstandigheden, lichtpuntjes kan zien in het pikkedonker. Allemaal eigenschappen die mij de komende periode zeker van pas gaan komen. Die de situatie in elk geval draaglijker gaan maken voor mij en voor mijn omgeving, en wellicht ook wel een stukkie gaan bijdragen aan de goede afloop.

Remona en ik zijn alvast begonnen aan de voorbereiding op de chemotherapie. We bestellen vitamines en supplementen, hebben een gesprek met een diëtist met advies over optimale voeding als je chemo krijgt. We zorgen dat we door second opinions zo goed mogelijk weten wat de opties zijn. Alles wat me een extra zetje in de rug kan geven, is de moeite waard om te doen.

Maar ik zit wel in team Maarten. Uiteindelijk ben ik het met hem eens dat de medicijnen en mijn artsen de ziekte voor mij moeten overwinnen. Ik ben hun sparringpartner, supporter, coach en proefkonijn. En hopelijk degene die hen straks als eerste zal feliciteren als alles gelukt is.

INTENS GENIETEN

30 december 2018

Alles voelt intenser. Een knuffel van de kinderen, een mooi liedje op de radio, een moment van oogcontact met Remona. Het dal dat de afgelopen weken door mijn ziekte is veroorzaakt zorgt ervoor dat elk klein positief ogenblik me al kan overladen met geluk. En eerlijk gezegd is dat heerlijk. Als je echt intens wilt genieten van wat je hebt, laat een man in een witte jas je dan streng vertellen dat er een kans is dat je het allemaal kwijt zult raken.

Remona en ik zapten op een avond langs een tribute aan Elton John. Lady Gaga zong 'Your Song'. Tranen! Laatst zaten we in de auto en kwam 'Geef mij je angst' langs in de Top 2000. Wederom tranen. Wat voor tranen het precies zijn vind ik moeilijk te zeggen, maar het zijn toch echt meer tranen van geluk dan van verdriet.

Ik voel me elke dag fitter. In het begin ben ik flink ziek geweest door de bacteriële infectie die ik overhield aan de kijkoperatie. De antibiotica doen inmiddels gelukkig goed hun werk en op dit moment voel ik me eigenlijk uitstekend.

Het infuuskastje aan mijn arm blijkt niet heel praktisch als je in een rolstoel zit en alles met je handen moet doen. Maar ja, het moet nu eenmaal. Momenteel worden langs de PICC-lijn nog steeds de antibiotica toegediend en vanaf de tweede week van januari komt langs diezelfde weg mijn eerste chemobehandeling.

Wat dat chemotraject betreft heb ik geen idee wat me precies te wachten staat. Ik heb verhalen gehoord van mensen die er nauwelijks last van hadden… en verhalen van mensen die er flink ziek van werden. Hoe ik er zelf op reageer gaan we vanzelf merken. Het heeft nu geen zin om me daar druk over te maken. Er is geen alternatief: dit is simpelweg wat ik nu nodig heb. Na Nieuwjaar hebben we de eerste afspraak met de oncoloog, die gaat ons er in elk geval meer over vertellen.

Maar afgezien van het kastje aan mijn arm en een blaas die soms wat onrustig is (wat dan weer spasmen in mijn benen veroorzaakt), mankeer ik op dit moment niet zoveel. Ja oké, een dwarslaesie, maar die is er al zo lang dat ik die niet eens meer meetel. Ik voel me fit, en wil de momenten dat ik me goed voel koesteren. Er is kans dat er de komende maanden ook dagen of weken bij zullen zijn waarbij dat minder zal zijn.

Dat zal dan ook de reden zijn dat ik zo intens kan genieten van kleine, mooie momenten. Nu kan het, straks misschien niet. En dus schiet ik vol als James naar me lacht of Livia spontaan een knuffel komt brengen. Als Remona me verslaat met rummikub (we spelen nu elke dag spelletjes) en als ze op bed in mijn armen ligt. Of zoals vanochtend, toen we met zijn vieren naar Aalsmeer gingen zodat Livia even kon spelen in een indoorspeeltuin.

Wat zou het heerlijk zijn als straks dit traject achter de rug is – als het gevaar is geweken – en ik nog net zo hard en met volle intensiteit kan genieten van de kleinste momenten.

OLIFANT IN DE KAMER

1 januari 2019

Ik durf het hier met Remona en mijn familie eigenlijk niet zo goed over te hebben. Vreemd. Ik ben totaal niet bijgelovig, maar ben toch een beetje bang dat als ik het hier hardop over heb, het de kansen op een goede afloop van dit 'avontuur' negatief zou kunnen beïnvloeden. Ik heb het over 'de olifant in de kamer', oftewel het onderwerp dat enorm voor de hand ligt, maar waar mijn omgeving en ik de afgelopen weken geen moment over hebben gesproken: een mogelijk negatieve afloop.

Vanaf de seconde dat de arts mij vertelde dat ik een kwaadaardige tumor in mijn blaas heb, heb ik al de sterke overtuiging dat het goed gaat komen. Hij zei het en ik dacht: dit kan ik aan.

Als ik in de toekomst probeer te kijken, dan zie ik een chemobehandeling die aanslaat, een operatie die vlekkeloos verloopt, gevolgd door een soepel herstelproces. Dit gaat lukken!

Het is echter onmogelijk om helemaal nooit aan een minder rooskleurig scenario te denken. Dat verschrikkelijke grafiekje met overlevingskansen doemt soms even op in mijn hoofd. Het kan ook best ergens fout gaan. Het kan zelfs helemáál fout gaan.

Tijdens onze gesprekken met mijn arts merk ik dat hij die optie graag op tafel wil houden. Hij vindt het belangrijk om duidelijk te maken dat mijn situatie echt heel ernstig is en dat als mijn behandeling niet aanslaat, het een 'moeilijk verhaal gaat worden'. Nee, zo eufemistisch zei hij het niet eens: hij liep in ons gesprek zelfs al even vooruit op de palliatieve zorg die ik dan nodig zou hebben.

Ik probeer dat soort opmerkingen zo snel mogelijk te 'struisvogelen'. Ik kan er op dit moment namelijk totaal niets mee. Ik wil daar ook helemaal niet aan denken. Als ik naar mijn kinderen kijk, dan visualiseer ik mezelf bij hun diploma-uitreiking, bij hun huwelijken en de geboortes van hun kinderen.

Een andere uitkomst zou ik om ontelbare redenen compleet onacceptabel vinden. Het lijkt mij daarom het beste om absoluut overtuigd te zijn van een 'bestcasescenario'. Mochten er onverhoopt onderweg kleine of grotere tegenvallers op mijn pad komen, dan zien we dat tegen die tijd wel.

En toch is de negatieve gedachte in ons achterhoofd af en toe wel stiekem aanwezig. Als we in de krant lezen dat een bekend persoon is overleden aan kanker, komt dat nieuws veel harder aan dan voorheen. Of zoals met oud en nieuw, toen Remona en ik elkaar een gelukkig nieuwjaar wensten. Beiden met natte ogen. Omdat we ons allebei tegelijk, zonder iets te zeggen, leken te realiseren dat het nu opeens minder vanzelfsprekend is dat we nog ontelbare jaarwisselingen samen zullen vieren.

Na een innige omhelzing voelde ik mijn kletsnatte wangen, keek Remona aan en zei: 'Ik weet gewoon niet of dit mijn tranen zijn of die van jou.'

DE BESTE CHEMO OOIT

2 januari 2019

Als alles volgens plan verloopt, begint aanstaande maandag mijn chemotherapie. Ik heb geen idee wat ik moet verwachten. Ik moest daarbij denken aan een verhaal dat ik vertel in mijn inmiddels naar volgend jaar uitgestelde theatervoorstelling:

'Mijn schoonouders waren 25 jaar getrouwd en wilden met al hun kinderen, plus hun aanhang op een cruise gaan. Ik moet eerlijk toegeven: voor mij was dit plan een combinatie van twee elementen die mij totaal niet aanspraken: om anderhalve week op een cruiseschip tussen de (met alle respect) bejaarden te zitten én om elf dagen lang op visite te zijn bij mijn schoonouders.

Bovendien zou ik precies tijdens deze reis jarig zijn en een heel leuke rolstoelbasketbalwedstrijd missen. Wellicht begrijpt u waarom ik een tikkeltje opzag tegen deze cruise.

Ik begon plannen te bedenken om onder de reis uit te komen: ik overwoog het tijdelijk uit te maken met mijn vriendin... Of mijn eigen ontvoering in scène te zetten.

Maar uiteindelijk bedacht ik me: ik moet er maar aan geloven en me over mijn negatieve gedachten heen zetten. Anders wordt het helemaal verschrikkelijk...

Vervolgens heb ik twee maanden lang elke dag tegen mezelf gezegd dat dit de leukste vakantie ooit ging worden. "Dit wordt de leukste vakantie ooit! Dit wordt de leukste vakantie ooit!" Ik herhaalde het voortdurend.

Ik ging zelfs aftellen tot de cruise. Nog een maand! Nog een week! Nog een paar dagen! Wat begon als "grapje" ging na een tijdje écht zo voelen. Ik merkte dat ik me zelfs op deze reis ging verheugen.

Ik durf het bijna niet toe te geven: uiteindelijk was het ook echt een van de leukste vakanties die ik ooit heb meegemaakt!

En het is nu nog maar 143 nachtjes slapen en dan gaan we wéér!! YES!'

Aangezien dit destijds zo goed werkte, herhaal ik nu elke avond het volgende: 'Dit wordt de beste chemo ooit! Dit wordt de beste chemo ooit!'

Nog vijf nachtjes.

ALLES IS LIEFDE

7 januari 2019

Het was de afgelopen dagen wel een klein beetje vreemd: ik voel me fit, zit lekker in mijn vel en deed leuke dingen met mijn gezin en familie. Mijn poep en plas zien er zo goed uit dat ik zelfs even overwoog om er een foto van op Instagram te zetten.

Als er niet tweeënhalve week geleden een arts was geweest die mij verteld had dat ik ernstig ziek ben, dan was ik nu gewoon weer nietsvermoedend aan het werk gegaan.

Maar de realiteit is dat ik wél weet dat er een tumor in mijn blaas zit, en die moet weg. Daarom ben ik blij dat ik vandaag naar het ziekenhuis mag, dat de behandeling morgen van start gaat en dat we de komende weken en maanden deze stoute meneer (Of is het toch een mevrouw? Ik heb ergens het gevoel dat ze een vrouw is!) een kopje kleiner gaan maken.

De planning is dat ik nu eerst drie chemobehandelingen ga krijgen. Elke behandeling duurt eenentwintig dagen, en op de eerste, tweede en achtste dag krijg ik in het ziekenhuis via een infuus de medicijnen toegediend. Ik logeer één keer in de drie weken een nacht in het ziekenhuis, als er geen complicaties zijn ben ik de rest van de tijd thuis. Na die drie behandelingen wordt er een CT-scan gemaakt om te kijken of de chemo's effect hebben. Vervolgens wordt overlegd hoeveel chemo's er eventueel nog achteraan komen (nul, een, twee of drie) en dan volgt de operatie om mijn blaas te verwijderen. Ik weet niet precies wat er voor mijn blaas in de plaats gaat komen, maar ik voer nu campagne voor een olifantenslurf ter hoogte van mijn navel.

Ik heb op dit moment nog geen idee op welke manier mijn lichaam op de chemotherapie gaat reageren. Maar ik heb niet voor niets ooit een voorstelling gemaakt met de titel: *Wie bang is, krijgt ook klappen*. Het heeft geen zin me hier vooraf heel veel zorgen over te maken; daarmee zou ik alleen de fijne dagen verpesten.

Ik voel me klaar voor wat er komen gaat. Remona heeft hetzelfde. Bij haar is de topsportmentaliteit ook weer aangewakkerd: we hebben ons zo goed mogelijk voorbereid op deze week en nu moet het gewoon gaan gebeuren. Het is fijn om te merken dat we allebei vol vertrouwen zijn. Er zullen ongetwijfeld zware momenten komen in de komende maanden, maar die trotseren we *one day at a time*.

Ik probeer dit traject te zien als een investering: als ik een paar maanden (of wat langer) narigheid moet trotseren, maar er mooie jaren terugkrijg waarin ik kan genieten van Remona, Livia en James: goede deal!

De afgelopen dagen waren er ook weer momenten van ontroering. Die heb ik vooral op momenten dat mensen een lief gebaar naar mij maken. Zoals de fruitmand die ik van mijn technici ontving, het pocketengeltje dat ik kreeg van een vriendin en die ontelbare andere berichten, appjes, bloemen en kaartjes van mensen die de moeite hebben genomen te laten weten dat ze aan ons denken.

Wellicht zijn er ook mensen die blij zijn dat er een kans bestaat dat ze straks voorgoed van me af zijn, maar die zijn zo netjes geweest niets van zich te laten horen.

Remona heeft voorlopig ook vrij genomen van haar werk, zodat ze met me mee kan naar het ziekenhuis voor de behandelingen. Ik ben heel blij dat haar collega's haar hiervoor alle ruimte geven. Net zoals mijn collega's en opdrachtgevers er alle begrip voor hebben dat ik de komende maanden niet het podium op ga.

Als je een felle discussie op Twitter ziet, waarin flink wordt gescholden, bekruipt je het gevoel dat Nederland voor het grootste deel alleen bestaat uit botte eikels. Wie de afgelopen weken op mijn tijdlijn en in mijn mailbox heeft gekeken, ziet precies het tegenovergestelde: alles is liefde.

HOE EET JE EEN OLIFANT?

8 januari 2019

Verpleegkundige Marleen komt de kamer binnen: 'We gaan de infuuszak met de eerste chemo straks met z'n tweeën ophangen.'

Ik kijk omhoog naar de lange paal en doe alsof ik verontwaardigd ben: 'Moet ik dat echt zelf doen? Hallo, mijn verzekering betaalt hier erg veel geld voor, hoor…'

Marleen lacht: 'Nee joh, ik bedoelde: ik met een collega.'

'Is mijn rabbijn vanochtend wel langs geweest om mijn chemo in te zegenen?' vraag ik. Marleen heeft geen idee. Ik lach: 'Ik zit je te dollen, sorry.'

Dan begint het infuus te lopen en sijpelt de eerste chemobehandeling mijn lijf binnen. Ik voel me sterk en vol vertrouwen. Remona was er gisteren bij toen we instructies kregen en de laatste checks werden gedaan. Nu is ze er ook weer. Ze heeft een zelfgemaakte fruitsmoothie, verse salade en spelletjes meegenomen. Ik heb telkens de neiging haar te bedanken voor het feit dat ze er altijd voor me is. Maar de hele dag bedanken wordt ook wat raar. Dat is hoe het werkt als je samen een gezin hebt: ik ben een onderdeel van haar en zij van mij. 'Samen sterk staan' is een cliché, maar daarom niet minder waar.

De dame van maatschappelijk werk komt even kennismaken. Ik vertel vrolijk dat het erg goed met ons gaat en dat ik me mentaal uitstekend voel. Ze kijkt me argwanend aan of ik niet stiekem heel veel pijn aan het wegstoppen ben. Volgens mij niet. 'Ondanks alles' ben ik vrolijk en gelukkig. Vraag me niet waar dat vandaan komt. Er moet blijkbaar erg veel gebeuren voordat ik in een dip terechtkom. Nadat ik de eerste nacht na de diagnose heb wakker gelegen, slaap ik sindsdien elke nacht ook weer uitstekend.

Dan vraagt de dame aan Remona hoe zij zich voelt. De maatschappelijk-werk-toon van deze mevrouw staat Remona niet zo aan. Ze antwoordt: 'Ik heb eigenlijk niet zo'n zin om dat nu aan u te vertellen.' Ik glunder van trots om Remona's eerlijkheid.

Tot mijn verbazing loopt opeens onze ivf-arts de kamer binnen. De man die ons in ditzelfde ziekenhuis geholpen heeft om onze kindjes te produceren, heeft vernomen dat ik hier nu behandeld word. Hij heeft stiekem in mijn patiëntendossier gekeken om te zien op welke kamer ik lag. Het is een gezellig spontaan bezoek. We blikken vooruit op het traject dat me te wachten staat. Hij heeft er ervaring mee, omdat zijn eigen vrouw borstkanker heeft overleefd. Ik zeg: 'Er staat ons nog zoveel te wachten, dat het eigenlijk niet te bevatten is.'

Hij glimlacht en antwoordt: 'Hoe eet je een olifant? In héél veel kleine stukjes.'

Overigens, op Instagram wordt de hashtag #firstchemo veel gebruikt. Ik blader langs de vele lachende, vaak jonge gezichten van mensen die net als ik een foto deelden van hun eerste kleine stukje verorberde olifant.

STIEKEM PLANNETJE

4 januari 2019

Ik heb een praktisch probleem. Remona en ik zijn nu acht jaar bij elkaar. Onze planning was altijd: eerst een mooi huis, dan kindjes, vervolgens trouwen. Het huis en de kindjes zijn gelukt en daarom was ik van plan om dit jaar, tijdens een van mijn theateroptredens, Remona ten huwelijk te vragen. Maar ja, ik heb vanwege mijn ziekte voorlopig al mijn optredens geannuleerd.

Wanneer ik fantaseerde over mijn aanzoek, dan was dat in een volle zaal op het podium van een mooi theater. Ik zou het zonde vinden om onze verloving uit te stellen totdat ik helemaal beter ben en mijn theatertour hervat wordt. Wie weet duurt dat nog heel lang, of haal ik dat niet eens. Maar ik zou het ook zonde vinden om van mijn aanzoek niet een bijzonder moment te maken.

Dan schiet me te binnen dat Remona kaartjes heeft besteld voor Jochem Myjer in Carré. Wat zou het geweldig zijn als ik haar in het mooiste theater van Nederland zou kunnen vragen.

Nu heb ik het geluk dat ik jaren geleden met Jochem bij 3FM heb gewerkt en dat hij me vervolgens een tijdje op sleeptouw nam toen ik me voorbereidde op mijn eerste theatertour. Bovendien hebben we nog iets gemeen: beiden hadden we een tumor in onze rug. (Wellicht was dat 3FM-kuiken dan toch echt radioactief.) Van die tumor is Jochem wat beter afgekomen dan ik, maar het schept toch een bijzondere band.

Ik bel Jochem met de vraag of ik na afloop van zijn show in Carré even van zijn podium gebruik mag maken. Jochem is een van de liefste mensen die ik ken, en hij reageert meteen enthousiast. We verzinnen een plannetje: als zijn show klaar is, roept hij me op het podium om me zogenaamd een hart onder de riem te steken in verband met mijn ziekte. Vervolgens lokken we ook Remona het podium op en kan ik mijn vraag aan haar stellen. Mijn hart gaat nu al sneller kloppen! Nog twee weken wachten en dan is het zover. De datum waarop het gaat gebeuren, is precies aan het eind van de herstelweek van mijn eerste chemo, dus als het goed is, ben ik dan ook op mijn fitst.

MILDE BIJWERKINGEN

10 januari 2019

Woensdagmiddag ben ik thuisgekomen na twee nachten in het ziekenhuis. Dinsdagochtend begon mijn eerste chemobehandeling: een infuus van ruim 24 uur. Het grootste deel van die tijd gaat trouwens op aan het toedienen van vocht: de nieren moeten actief worden gemaakt. Slechts een uurtje of vijf wordt besteed aan het daadwerkelijk toedienen van de medicijnen.

Ik heb me voorgenomen om het chemotraject te doorlopen zonder bijwerkingen. Ik heb verhalen gehoord van mensen die tijdens hun chemo 'nergens last van hebben' en ik vind dat ik ook wel een beetje recht heb om tot die groep te behoren. Misschien een utopie, maar mocht gaandeweg toch blijken dat dit plan iets anders verloopt, dan zien we dat dan wel weer. Voorlopig hebben Remona en ik – heel ambitieus – de extra pilletjes die ik heb meegekregen tegen de misselijkheid niet op mijn nachtkastje gelegd, maar meteen opgeborgen in de voorraadkast. Om op die manier tegen mijn lichaam te zeggen dat ik ze toch niet nodig ga hebben. (En als ik ze straks toch een keer nodig blijk te hebben, dan zijn ze zo gepakt.)

Sinds de diagnose heb ik wonder boven wonder structureel uitstekend geslapen. Maar de afgelopen twee nachten heb ik helaas vrij veel wakker gelegen. Ik kan moeilijk zeggen wat daarvan de oorzaak is, maar hierdoor ben ik nu wel moe. Sterker nog: ik voel me een beetje 'high'. Of dat nu door mijn slaaptekort komt, door alle medicijnen die er de afgelopen dagen bij mij naar binnen zijn gepompt, of door een combinatie van die twee weet ik niet. Ook niet hoe lang dit gevoel aan gaat houden…

Ik merk het vooral als ik praat. Normaal denk ik altijd drie zinnen vooruit, maar nu loopt het allemaal wat stroever. Voor mijn gevoel spreek ik daardoor op twee derde tempo, maar Remona zegt dat ze geen verschil merkt. Dus blijkbaar ben ik nu vooral een beetje sloom in mijn hoofd. Althans: bij vlagen… Toen ik vanochtend *De Slimste Mens* zat terug te kijken, loste ik de puzzel van Mark Tuitert dertig seconden sneller op dan hijzelf. Maar misschien is dat niet zo knap, omdat zijn hersens blijkbaar op een derde tempo draaien.

Ik heb me gisteren wel een paar keer een beetje misselijk gevoeld. Daar kan ik erg slecht tegen. Dat is ook een van de redenen dat ik altijd terughoudend ben met alcohol. Gelukkig heb ik wel 'gewoon' een goede eetlust, en gaat de misselijkheid meestal weg als ik wat eet. Sterker nog, als ik goed op tijd iets eet, dan komt de misselijkheid ook niet. Hopelijk blijft dat trucje werken. Remona zorgt ervoor dat ik de hele dag lekkere en gezonde dingen krijg voorgeschoteld. Erg belangrijk, want het is cruciaal dat ik altijd voldoende calorieën binnenkrijg en heel veel water drink, minimaal drie liter per dag.

Eerst dronk ik altijd uit flesjes van een halve liter. Maar opeens had Remona flessen van een liter voor me gekocht. 'Dat is makkelijker rekenen,' zei ze.

Ik moest lachten: 'Volgens mij onderschat je mijn rekenkunsten, lieverd.'

Ik maak een uitstapje op de handbike. Ik fiets een voorzichtig rondje over de dijk in ons dorp. Heel lekker om na drie dagen binnen zitten weer te bewegen en in de buitenlucht te zijn. Geweldig dat dat nu alweer kan, want ik moet wel veel rust nemen. Maar de chemoperiode de hele dag op bed liggen zou ook weer heel slecht voor me zijn. Ik moet een balans zien te vinden tussen rust en activiteit. Voor de zekerheid fietst Remona wel even met me mee om te kijken of ik in mijn bijzondere toestand nog wel een veilige verkeersdeelnemer ben. Gelukkig gaat dat prima. Dus morgen ga ik gewoon een stukje fietsen in mijn eentje.

Bij terugkomst ga ik meteen even langs de kapper. Ik kijk in de spiegel. Ik zie er moe uit. Mijn kapster vraagt of ik al plannen heb voor het weekend. Ik antwoord: 'Het is toch pas donderdag? Het weekend voelt nog wel heel ver weg. Zo ver kan ik niet vooruitkijken… Ik bekijken het even "one day at a time". O ja, ik heb wel nog een olifant die op moet.'

Yep. Volgens mij klink ik high.

HOE VOEL JE JE?

12 januari 2019

De moeilijkste vraag die me deze week telkens gesteld wordt: hoe voel je je?

Ik vind het lastig om onder woorden te brengen wat het effect is van de eerste week chemotherapie. Toch ga ik een poging wagen.

In de eerste plaats ben ik vooral erg moe. Ik lig veel op bed en slaap veel. Het voelt alsof de helft van mijn energie is weggevallen. Desondanks lukt het me nog om elke dag een rustig rondje te handbiken. (Wat echt ontzettend fijn is!)

Wat vooral een uitdaging is, is mijn gebrek aan eetlust. Op sommige momenten moet ik echt op discipline eten om voldoende calorieën binnen te krijgen. Gelukkig maakt Remona voortdurend gezonde dingen voor me klaar en kijkt ze me dwingend aan totdat ik ze heb opgegeten. Ik weet nu hoe een ganzenlevergans zich voelt.

Een chemo doorstaan is topsport. Niet alleen voor mij als patiënt, maar zeker ook voor Remona. Terwijl ik urenlang lig te slapen, zorgt zij voor Livia, James en ook nog eens voor mij. Ik ben ongelofelijk trots op haar. Voor mij is het soms een machteloos gevoel dat ik nu minder voor de kinderen kan doen. In een paar weken tijd is de dynamiek in ons gezin wat dat betreft totaal veranderd. We praten veel met elkaar, delen onze gevoelens. Je zou elkaar in alle hectiek ook zomaar uit het oog kunnen verliezen. Maar dat laten we ons niet gebeuren.

Op sommige momenten voel ik me schuldig. We zijn samen aan ons ouderschapsavontuur begonnen en de deal was dat we ook sámen voor de kinderen zouden zorgen. Nu haak ik af en laat alles aan haar over. Rationeel gezien weet ik natuurlijk dat dit niet echt mijn schuld is en dat ik er niks aan kan doen. Gevoelsmatig is dat echter anders. Als de kinderen midden in de nacht opeens allebei tegelijk beginnen te krijsen en Remona uit bed springt om dit probleem in haar eentje op te lossen, blijf ik noodgedwongen liggen. Ik voel me lamlendig. Zeker op de momenten dat ik zie dat de situatie voor Remona allemaal net iets te veel wordt. Als zij eraan onderdoor zou gaan, zijn we nog verder van huis. We gaan aan onze ouders vragen of de kinderen wat vaker bij hen kunnen logeren; hopelijk geeft dat Remona de kans om wat meer tot rust te komen.

Een rabbijn biedt aan om voor me te bidden. Heel lief. Maar hij heeft daarvoor de exacte Joodse naam van mijn moeder nodig.

Die moest ik even navragen bij mijn familie, want die wist ik niet zeker en we moeten niet hebben dat er opeens daadwerkelijk een God blijkt te bestaan en dat die dan zegt: 'O, wat een mooi gebed, ik wil Marc best helpen met een voorspoedige genezing…' Maar dat hij dan merkt dat de Joodse naam van mijn moeder niet klopt en dat hij dan nukkig besluit dat ik drie extra chemo's moet hebben.

MARC, JE HEBT KANKER!

15 januari 2019

Vandaag is mijn beste dag tot nu toe. Ik heb energie, ik heb weer meer eetlust en ik voel me voor het eerst weer mezelf. Ik maak weer als vanouds (flauwe) grapjes. Fijn en geruststellend dat dat soort dagen er dus ook tussen kunnen zitten. Ik zag een beetje op tegen drie maanden '*low energy* Marc'.

Ik moet helaas een extra nacht in het ziekenhuis blijven. Mijn nierwaarden zijn aan de lage kant en ik heb weer een bacterie in mijn blaas. Daarom worden aanvullende onderzoeken gedaan om te kijken hoe de artsen mijn nieren weer op kracht kunnen krijgen en of er nu alweer antibiotica moeten worden ingezet tegen de infectie. Gelukkig kan de chemo wel 'gewoon' doorgaan, aangezien ik deze keer alleen een middel krijg dat door mijn lever zal worden verwerkt en niet door mijn verzwakte nieren.

Vannacht schrok ik opeens wakker: shit, ik kan mijn benen niet bewegen. Op dat moment werd ik pas echt wakker en realiseerde ik me dat dit geen bijwerking van de chemo was.

Het mooiste moment van deze week was toen ik een voicemail afluisterde. Een zakenrelatie had ingesproken dat hij pas net gehoord had dat ik kanker heb. Het woord 'kanker' sprak hij daarbij nét iets te enthousiast uit.

Ik zeg tegen Remona: 'Hij had ook gewoon kunnen zeggen dat ik ziek ben, ik weet dan zelf wel welke ziekte.'

Vervolgens imiteer ik zijn voicemail: 'Marc, je hebt kanker!' Livia zit aan tafel en papegaait: 'Kanker!' Remona en ik moeten hard lachen, wat Livia motiveert om nogmaals vol enthousiasme te roepen: 'Kanker!' Hoe harder Remona en ik lachen, hoe harder Livia met een grote glimlach roept: 'Kanker, kanker, KANKER!!!' We moeten huilen van het lachen. Als dat maar goed gaat morgen, op het kinderdagverblijf.

NOEM MIJ MAAR DRACULA

20 januari 2019

Mijn stiefmoeder was op bezoek en toen Remona even de kamer verliet, zei ze: 'Wat heb jij toch een ongelofelijke meid!'

Ik antwoordde dat ik het volledig met haar eens was: 'Mam, ik weet ook niet waar ik haar aan te danken heb.'

Mijn stiefmoeder vervolgde: 'Marc, weet je, in het leven krijg je altijd wat je verdient!' Ik moest lachen: 'Mama, even voor de zekerheid, hebben we 't nu nog steeds over Remona of bedoel je mijn dwarslaesie en blaastumor?'

Onder moeilijke omstandigheden wordt het doen van 'normale dingen' opeens heel bijzonder. Gisteravond was ik met Remona uit eten in ons favoriete restaurant en vanochtend zijn we met Livia en James in een speeltuin. Wat een contrast met vorig weekend, toen ik nergens energie voor had en bijna de hele dag op bed moest liggen. Vandaar dat ik denk dat ik vandaag van alle vaders in de speeltuin het meest blij ben dat ik daar kon zijn.

Een kleine terugblik op mijn eerste ronde chemotherapie: ik heb nu twaalf dagen achter de rug. Daarvan waren de derde tot en met de zevende dag zware dagen, waarin ik erg moe was en geen eetlust had. Toch moest ik zorgen dat ik genoeg eten en water binnenkreeg! Op dinsdag (de achtste dag) kwamen opeens mijn kracht en eetlust terug, ik kon weer genieten van eten! Daarmee kreeg ik ook mijn goede humeur terug. Zo fijn: ik voelde me eindelijk weer echt mezelf.

Diezelfde dinsdag was ook de dag dat ik naar het ziekenhuis moest voor een nieuwe dosis chemo. Gelukkig heeft deze behandeling (een kleinere dosis dan de week ervoor) niets veranderd aan mijn verbeterde conditie, waardoor ik me van dag acht tot en met twaalf onverminderd goed heb gevoeld.

Maar 'me goed voelen' betekent niet dat ik lekker naar huis kan. Want mijn artsen zijn nog steeds ontevreden over mijn bloedwaarden. Mijn nieren blijven het moeilijk hebben met de chemo, en daarom moest ik van dinsdag tot en met donderdag een paar extra nachten in het ziekenhuis blijven. Het doel was om zo veel mogelijk vocht in mijn lichaam te krijgen. Wel jammer. Voel ik me eindelijk weer goed, lig ik aan een infuus in het ziekenhuis.

Aan de andere kant: uitstekend dat mijn artsen zo grondig te werk gaan en ervoor willen zorgen dat mijn bloedwaarden zo optimaal mogelijk zijn zodat mijn lichaam straks klaar is voor de volgende chemoronde. Er wordt trouwens ontzettend goed, geduldig en liefdevol voor me gezorgd door de verpleging. Echt heel fijn!

Vrijdag werd onverwacht ook weer een dagje ziekenhuis. De HB-waarde (het zuurstofgehalte) in mijn bloed was aan de lage kant. De oplossing was een bloedtransfusie. Toen ik dat voor het eerst hoorde, klonk dat wel een beetje eng. Maar het valt achteraf ontzettend mee, en bovendien geeft het me direct meer energie. Wel een gek idee dat ik nu het bloed van iemand anders door mijn aderen heb stromen. Mijn broertje noemt me nu Dracula en Remona is bang dat ik haar 's nachts in haar nek bijt.

Vandaar dus dat ik dit weekend zo blij ben dat ik me én goed voel én niet in het ziekenhuis vastzit aan een draadje.

Maandag moet ik weer naar het ziekenhuis om mijn bloedwaarden te laten checken. Als die goed zijn, mag ik volgende week door naar ronde twee van de chemo. Deze 'game' duurt drie tot zes levels en daarna versla ik de eindblaas.

Onze kinderen merken gelukkig niks van de situatie. Hoewel... Normaal als Livia thuiskomt van het kinderdagverblijf rent ze automatisch naar links (waar mijn bureau staat) om me te begroeten. Inmiddels maakt ze uit zichzelf een bocht naar rechts en verwacht ze mij in onze slaapkamer.

Een vriendin van de familie is momenteel in Jeruzalem en liet weten dat ze daar elke dag voor mij bidt. Dat is heel lief en bovendien geweldig, want bidden in Israël telt dubbel. De vriendin zegt dat het zeker goed komt met me. Dat is fijn om te weten. Enige nadeel is dat we nu al weten hoe het afloopt en 't daardoor minder spannend is.

AANZOEK IN CARRÉ

24 januari 2019

Eindelijk is het zover: de dag van mijn huwelijksaanzoek! Gelukkig voel ik me prima. Ik heb de twee vaders van Remona deze week officieel om haar hand gevraagd. Onverwachts was dit zo emotioneel voor me om te doen dat ik bij beide mannen eerst bijna een minuut tranen moest wegslikken voordat ik de vraag fatsoenlijk over mijn lippen kreeg. Ik realiseerde me dat ik hoognodig op mijn tekst moest gaan oefenen, want als dit gestotter en gesnotter op het podium van Carré zou gebeuren, wordt het een gênante vertoning.

Jochem Myjer en ik hebben de afgelopen dagen veel contact gehad om het scenario van de avond precies door te spreken: in de pauze word ik door zijn tourmanager bij Remona weggelokt omdat Jochem mij zogenaamd in het zonnetje wil zetten. Vervolgens vraagt Jochem mij aan het eind van zijn show het Carré-podium op en verrassen we Remona. Gisteren heb ik de verlovingsring opgehaald bij de juwelier. Hij is letterlijk en figuurlijk schitterend.

Begin van de middag werd ik gebeld door mijn arts. Ik heb een paar dagen geleden een nucleair onderzoek ondergaan naar de waterhuishouding in mijn lichaam. Door een klein beetje radioactief spul in mijn lichaam te spuiten, kun je dat mooi in beeld brengen. Uit dit onderzoek blijkt dat mijn rechternier traag werkt. Daarom wil mijn oncoloog een drain laten plaatsen. Een gaatje in mijn rug waar een slangetje in komt om de nier af te tappen en te ontlasten. Shit, weer een extra ingreep. Ja, ik krijg niet alleen de chemo, maar ook meteen het volledige pakket inclusief alle extra's.

Maar ik wilde dit nieuws mijn geweldige plannen voor de avond en het weekend niet laten verpesten. Dus moet ik die nieringreep maar even parkeren tot maandag.

Rond een uurtje of vier in de middag krijg ik opeens koorts. 38,8 graden. Boven de 38,5 moet ik direct het ziekenhuis bellen. Ik krijg de zaalarts aan de lijn.

Ze zegt: 'Je moet meteen hiernaartoe komen.'

Ik lig op bed in de slaapkamer, Remona is verderop in de keuken. Ik fluister zachtjes in de telefoon: 'Maar ik kan nu helemaal niet, ik ga mijn vriendin straks ten huwelijk vragen.'

De zaalarts overtuigt me om toch naar het ziekenhuis te komen.

Ik zie mijn hele Carré-plan met Jochem Myjer al in het water vallen. Ik neem direct een Uber naar het ziekenhuis. Maar voordat we de straat uit zijn, rijdt hij vol op een lantaarnpaal. (Nee hoor, dit laatste is niet waar, maar dat had er ook nog wel bij gekund.)

Als ik op de Spoedeisende Hulp arriveer, is mijn temperatuur gelukkig alweer gezakt. De dienstdoende arts en verpleging zijn door mijn zaalarts geattendeerd op het feit dat ik weinig tijd heb: 'Hoe laat moet je uiterlijk weg? We gaan er alles aan doen om je op tijd in Carré te krijgen; als je uitslagen goed zijn tenminste.'

Geweldig dat ze daar rekening mee willen houden! Alles gaat in een razend tempo: binnen een uur wordt mijn bloed geprikt en geanalyseerd, mijn urine afgenomen en een röntgenfoto gemaakt. De arts komt lachend binnen: 'Goed nieuws. Je hebt genoeg weerstandscellen in je bloed om naar Carré te kunnen!' Als ik weer koorts zou krijgen, moet ik meteen terug naar de Spoedeisende Hulp.

Wat een geweldige service van het ziekenhuis, ik heb hen enorm bedankt. (En voortaan vertel ik hun altijd dat ik een aanzoek gepland heb, als ik wil dat ze opschieten.)

Om kwart over zeven pikt Remona me op bij het ziekenhuis. We komen net op tijd in het theater. Wat een opluchting!

Ik voel me de hele avond fit. Gespannen wacht ik backstage op het einde van de voorstelling. Tijdens het eindapplaus nodigt Jochem me uit om het podium op te komen. Hij vertelt over mijn ziekte en dat hij daarom graag dit applaus met mij wil delen. Een muur van geluid stort als een warme deken over ons heen. Jochem wenst mij en mijn vrouw Remona heel veel sterkte in de moeilijke periode die we voor de boeg hebben.

Ik antwoord: 'Ze is mijn vriendin, niet mijn vrouw.'

Zoals we vooraf afgesproken hebben, antwoordt Jochem: 'Vriend! Jullie zijn acht jaar samen en hebben twee kinderen... Waarom is ze niet je vrouw? Is dit dan geen mooi moment om...'

Ik doe alsof hij me hiermee overvalt: 'Je zet me nu wel een beetje voor het blok!'

Jochem vraagt Remona het podium op. Het publiek begint uitzinnig te juichen. Aangezien ik zelf niet in staat ben om op mijn knieën te gaan, vraag ik of Jochem als mijn *body double* wil fungeren en de houding voor mij aan wil nemen. Remona begint te huilen. Ik zeg: 'Hou het alsjeblieft nog eventjes droog, anders klink ik straks ook als Toine van Peperstraten!'

Dan zeg ik de zin waar ik de afgelopen dagen dus stiekem op geoefend heb. Dat heeft gewerkt, want ik spreek hem uit zonder te haperen: 'Lieverd, ik hou heel veel van je en wil heel erg oud met je worden. Wil je met me trouwen?'

Gelukkig zegt Remona direct 'ja'. Ik schuif de ring om haar vinger. We gaan het podium af terwijl Jochem zijn slotlied inzet. Ik voel me intens gelukkig. Wat een geweldige avond!

Vaak halen mensen steun uit het gezegde: er is licht aan het eind van de tunnel. Donderdagavond was er opeens prachtig licht ín de tunnel!

TUNNEL VOL LAMPJES

28 januari 2019

Ik geloof dat je onverwachte of ongewenste situaties zoals het krijgen van een dwarslaesie kunt doorstaan en accepteren door er een 'mooi verhaal' bij te verzinnen.

Religieuze mensen doen dit door in dat soort gevallen te zeggen:

'Dit is Gods plan met mij' of: 'Dit is voorbestemd.' Ik ben Joods, maar inmiddels ook atheïst en doe het daarom met zinnen als: 'Tegenslag hoort nu eenmaal bij het leven, daar moet je niet over zeuren' en: 'Ik ben opgegroeid met grootouders die de verschrikkingen van de concentratiekampen hebben overleefd en desondanks gelukkige mensen waren, dan moet ik niet te moeilijk doen over het feit dat ik me door mijn handicap op een iets andere manier voortbeweeg.'

Sinds afgelopen kerst is het mijn uitdaging om wéér een goed verhaal te bedenken. Hoe accepteer ik, na alles wat zich al eerder heeft afgespeeld, mijn kwaadaardige tumor?

Tot mijn verbazing kwamen er al vrijwel direct en schijnbaar automatisch weer verhalen en zinnen die mij daarbij hielpen. Zoals:

- Per jaar krijgen 110.000 Nederlanders de diagnose kanker. Iedereen wordt er zelf of in zijn omgeving door getroffen. Je kunt je afvragen: waarom ik? Maar net zo goed: waarom ik níét?
- Er is voor mijn vorm van kanker een behandeling mogelijk. Eentje die zwaar en naar is, maar ik ben ervan overtuigd dat ik er fysiek en mentaal tegen opgewassen ben dit te doorstaan.
- Ik heb kanker in een orgaan dat ik kan missen. Bovendien: als ik straks een stoma krijg in plaats van de door mijn dwarslaesie toch al defecte blaas, is dat voor mij misschien wel praktischer.
- Ik weet uit ervaring (zestien jaar geleden) dat juist in de moeilijkste periodes óók heel mooie en dierbare momenten voorbijkomen; het zorgt voor een hechtere band met mijn omgeving en als bonus: momenten van inspiratie (heel nuttig voor iemand zoals ik die boeken en theaterprogramma's wil vullen).
- Plus: alle ontberingen die de komende maanden op ons pad komen zijn er met één doel, zodat ik er straks nog heel veel jaren kan zijn voor Remona, Livia en James.

Wellicht dat mij het positief programmeren van mijn brein iets makkelijker afgaat dan de gemiddelde persoon. Ik heb het geluk dat ik afstam van optimisten en daardoor genetisch positief geladen ben. (De juiste stofjes in mijn hersens?) Ik kan bovendien rationeel tegen situaties aankijken, en ik probeer nooit te veel te dramatiseren.

Dit gezegd hebbende: hoe mooi de verhalen die ik verzin ook zijn, hoe geoefend ik ook ben in het accepteren van kutsituaties, er zijn óók gewoon momenten van verdriet. (En daar is niks mis mee, integendeel.)

Afgelopen vrijdag zag ik het voor het eerst allemaal niet meer zitten. Laat ik de situatie even uitleggen:

De derde week van mijn chemokuur is bedoeld als rust- en herstelweek. Dat is een week waarin ik geen behandelingen krijg en ik normaal gesproken thuis kan bijkomen, in afwachting van de volgende dosis chemo. Vandaar dat het goed uitkwam dat mijn huwelijksaanzoek in deze herstelweek gepland stond, net als de verjaardagsfeestjes voor Livia. Maar mijn 'week drie' verliep helaas anders.

Afgelopen maandag was ik de volledige middag en avond op de Spoedeisende Hulp, omdat ik een paar keer een soort druk op mijn borst had gevoeld. Bij een kankerpatiënt neemt men dan geen enkel risico. Er werd een hartfilmpje gemaakt, CT-scan, röntgenfoto. Gelukkig niets aan de hand, waarschijnlijk een geïrriteerde spier die vervelend deed (bijwerking van de chemo).

Dinsdag moest ik naar het ziekenhuis voor het eerdergenoemde nucleair onderzoek naar mijn waterhuishouding.

Woensdag was ik dan eindelijk een dag thuis zonder ziekenhuis. (Achteraf zou blijken dat dit de enige dag van deze week zou zijn.)

Donderdag was ik – zoals gezegd – vlak voor mijn huwelijksaanzoek in Carré nog op de Spoedeisende Hulp vanwege mijn koorts.

De vrijdagochtend na onze verloving landden we alweer heel snel met beide benen op de grond. Ik had koude rillingen. Mijn koorts was terug. Twee dagen op rij koorts betekent automatisch ziekenhuisopname. Ik bleek een infectie te hebben en moest alweer aan het infuus met antibiotica.

Remona en ik zaten enkele uren nadat ik haar ten huwelijk had gevraagd alweer samen in de wachtkamer van de Spoedeisende Hulp. Voor de derde keer in deze 'rustweek'. Op zaterdag stond Livia's verjaardagsfeestje bij ons thuis gepland. Op zondag haar kinderfeestje. Verdomme. Moest ik dat nu allemaal gaan missen?

Ik voelde me beroerd van de koorts, en van deze tegenslag. Ik moest denken aan de openingszin van Jochem Myjers eerste liedje van zijn voorstelling: 'Ik heb geen zin in witte jassen, ik heb genoeg van al het ziek zijn.' De avond ervoor kreeg ik er nog tranen van in mijn ogen. Nu had ik het graag door de intercom van het ziekenhuis willen zingen. Wat kut is dit.

Maar na een tijdje begon de acceptatiemachine in mijn hoofd weer aan te slaan:

- Gelukkig kon het aanzoek wél doorgaan. Dat pakt niemand ons meer af.
- Op Facebook zei iemand dat je tijdens chemo moet 'meedeinen met de golven'. Dus dein ik mee!
- En dit traject doorloop ik juist zodat ik later nog héél veel verjaardagen van Livia kan meemaken.

Remona had er ook eentje voor me: 'Als Mohammed niet naar de berg kan, dan moet de berg maar naar Mohammed!'

Ze zei: 'Ik ga echt niet thuis feestvieren terwijl jij in het ziekenhuis ligt! Dan verplaatsen we de taarten en slingers maar hierheen en vragen we onze gasten om ook naar het ziekenhuis te komen.'

Het ziekenhuis stelt een speciale familiekamer beschikbaar, Remona en haar moeder sjouwen alle feestartikelen van ons huis naar het hospitaal. (Plus twee kinderen!) Ik voel me zaterdagmiddag alweer een stuk beter, het wordt een extra bijzonder verjaardagsfeestje en wederom schijnt er fel licht in de tunnel!

Een dag later, op zondagochtend, voel ik me nog steeds prima. Ik mag zelfs een paar uur los van het infuus. Ik vertel aan een verpleegkundige dat Livia's kinderpartijtje dichtbij is, maar dat ik daar vast niet heen kan. Even later komt de zaalarts binnen: 'Ik begreep dat u straks even een ommetje gaat maken? Uitstekend, als u maar op tijd terug bent voor de volgende dosis antibiotica.'

Remona komt me nog snel even gedag zeggen voordat zij naar het partijtje gaat. Als ze weggaat, rol ik achter haar aan naar buiten.

'Wat doe je nou?' vraagt ze.

'Ik mag mee!'

Tranen van geluk en een tunnel vol met lampjes.

KILL MURPHY

30 januari 2019

Heb je weleens zo'n pijnlijk slecht verhaal dat je je eigenlijk schaamt om het aan iemand te vertellen? Nou, zo'n verhaal heb ik nu. Want er is iets stoms gebeurd, met als gevolg: 'Ken je die mop van Marc die vandaag zijn tweede chemo zou krijgen? Nou, die kreeg hij niet!'

Komt-ie:

Deze woensdag begint geweldig! (Want elk slecht verhaal begint altijd geweldig.) Vroeg in de ochtend komt de zaalarts mijn kamer binnen. Ze vertelt dat mijn bloedwaarden na de bloedtransfusie van gisteren uitstekend zijn. Mijn HB is gestegen van 5,9 naar 7,0 en mijn nierwaarde van 69 naar 77. Bovendien ziet mijn nierdrain (afgelopen maandag heb ik een soort aftapgaatje in mijn rechternier gekregen) er heel netjes uit en komt daar mooie plas uit. Top! Niets kan mijn chemo nu nog tegenhouden. (Althans, dat dachten we.)

Het infuus wordt aangesloten: eerst twee uur waterspoeling om de nieren te activeren, daarna de chemo. Het is niet goed om de hele dag op bed te liggen, dus ik maak de transfer vanuit bed naar de rolstoel. Het infuus hangt aan een paal op wieltjes die ik voor me uit kan duwen. De urinezak die verbonden is met mijn nierdrain hang ik met een speciaal klittenbandje in mijn sportbroek om mijn rechterbeen. Dan voel ik dat ik naar het toilet moet: grote boodschap. (Want in een echt slecht verhaal zit altijd een boodschap!)

Nu heb ik nogal een klein ziekenhuiskamertje en is het best lastig manoeuvreren om met mijn rolstoel in het badkamertje te komen, daar de doucherolstoel aan de kant te werken en vervolgens mijn rolstoel zo neer te zetten dat ik veilig kan overschuiven naar het toilet. Dit alles terwijl ik dus met mijn rechterarm aan een infuuspaal hang, die ik ook steeds strategisch moet plaatsen. (Hier zouden ze een geweldig spelletje voor de iPhone van kunnen maken, een handi-app.)

Ondanks mijn dwarslaesie voel ik dat de boodschap elk moment gaat komen en dus maak ik gehaast de transfer naar het toilet. Ik zit, trek snel aan de linkerkant mijn onderbroek en sportbroek omlaag, en direct daarna de rechterkant. Ik hoor: *tikkk, flatsss, plons*! De *flatsss* en de *plons* kan ik wel plaatsen, dat is het geluid van het verzenden van de boodschap met direct daarna het ontvangen. Alleen die *tikkk* was een nieuw geluid voor mij. Ik ga op onderzoek uit... Ik til mijn shirt op. Ik zie dat het doosje van mijn drain een beetje loszit. Ik trek direct aan de alarmbel. De verpleging komt de badkamer binnen en kijkt naar het doosje. 'Toen ik mijn broek naar beneden deed, moet ik aan het buisje van de drain hebben getrokken. Zit alles nog wel goed?' vraag ik.

'Ja! Het zit wat los, maar als je op bed gaat liggen dan is dat zo weer vast te maken.'

Ik ga op bed liggen en de verpleegkundige probeert alles weer vast te krijgen. Dat is makkelijker gezegd dan gedaan. Er wordt met de assistent van de radioloog gebeld. 'Dat is zo gepiept, ik kom wel even naar beneden en dan doe ik het zelf.' Een kwartier later is hij in mijn kamer. Als hij aan mijn bed staat, kijkt hij moeilijk naar het kastje: 'Ik wist niet dat hij aan díé kant loszat... Nee, dát is niet te repareren. Als het dáár stuk is, moet de drain opnieuw geplaatst worden.'

'Dat meent u niet...' zeg ik.

'Ja, dat het aan die kant loskomt heb ik niet eerder gezien. Ik ga je inplannen, ik hoop dat we dit vandaag nog kunnen fixen.'

Even later lig ik alleen op bed op mijn kamer. Het kastje van mijn drain is verwijderd. Uit mijn zij steekt alleen het uiteinde van de drain, als een soort witte T die golfers gebruiken bij het afslaan. Daaruit stroomt heel langzaam mooie zuivere plas, die neerdruppelt op het matje dat onder me gelegd is.

Een verpleegkundige komt binnen. Ze kijkt me beteuterd aan. 'De chemo kan pas doorgaan als dit opgelost is, hopelijk vanavond.'

'Dat snap ik, heb jij misschien een katje en een pistool voor me? Dan reageer ik me even af.'

'Ik heb thuis katjes!' roept ze.

'Dus dan vind je het nu wel minder erg voor me.'

We moeten allebei lachen.

Ik baal. Als ik voorzichtiger was geweest, had ik nu chemo. Nu gaat dit me misschien een zinloze extra dag ziekenhuis kosten. Medische fout door de patiënt zelf. Ik zie mijn letselschadeadvocaat mij al aansprakelijk stellen.

Een paar uur later mag ik naar de operatiekamer. Ik word door de man van het patiëntenvervoer met bed en al geparkeerd in de verkoeverkamer. Een halfuur gebeurt er niks. Niemand spreekt me aan of komt naar me toe. Even later blijkt dat Meneer Patiëntenvervoer vergeten is me aan te melden. Dus dertig minuten heeft een operatiekamer gevuld met een radioloog inclusief drie assistenten voor niks op mij zitten wachten, omdat Handige Harry zich niet aan de protocollen heeft gehouden. Nou ja, na al dat wachten kunnen we dat ene halfuur er ook nog wel bij hebben.

De radioloog komt naar me toe. Werkt snel wat routinevragen af: 'Bent u ergens allergisch voor?'

'Ja, voor verpleegkundigen die tegen me praten met een kunstmatig hoog stemmetje.' Hij zet een extra lage stem op: 'Dan moeten we dat voorkomen.'

Op een tv-scherm in de operatiekamer zie ik de tekst MONITOR DISABLED knipperen. Ik zeg: 'Wat attent, is dat uit solidariteit met mij, dat die tv óók een handicap heeft?'

De ingreep verloopt voorspoedig. In no time is de drain vervangen. (Er is gelukkig alleen maar schade aan de buitenkant en de nieuwe drain past precies in het bestaande gaatje in mijn nier.) De nieuwe drain laat meteen mooi schone heldere plas zien. Ik mag direct naar beneden, waar we opnieuw beginnen aan twee uur waterspoeling. Vanavond alsnog chemo 2; al met al is er dan maar een paar uurtjes vertraging en kan ik nog steeds vrijdag naar huis! Niet meer achteromkijken, we kijken weer vooruit!

Maar om kwart voor zes 's middags komt de verpleegkundige mijn kamer binnen. Ze kijkt beteuterd: 'Ik heb toch nog stom nieuws; de apotheek belde net dat ze de chemo niet op tijd klaar krijgen. Nu gaan ze sluiten, ze kunnen het morgenochtend pas maken.'

'Maar we zouden toch vanavond de chemo doen?'

'Ja, dat hadden we afgesproken, maar vanochtend hadden we de order stopgezet. En nu kwam de nieuwe order om de chemo klaar te maken te laat.'

'Verdorie. Dus toch een dag kwijt.'

'We vinden het heel vervelend... Als je een halfuurtje eerder op je kamer was geweest, dan had het misschien nog wel gekund.'

Ik weet niet of ik moet lachen of huilen.

Maar al snel gaat de omdenk- en acceptatiemachine in mijn hoofd automatisch aan de slag om een positieve draai aan deze tegenslag te geven. Ik realiseer me het volgende:

- Remona is zelf ook ziekjes. De extra dag dat ik in het ziekenhuis ben, geeft haar een extra dag om rustig thuis te herstellen.
- Dit hele medische traject gaat zeker vier maanden duren en wellicht ook wat langer. Op zo'n lange periode met ziekenhuisopnames stelt een dag vertraging en een nacht extra ziekenhuis niks voor.
- Mijn lijf heeft stiekem een extra hersteldag gekregen, waardoor mijn bloedwaarden waarschijnlijk morgen nóg beter zijn voor de volgende chemo.
- Ik kan mijn nierdrain beter in het ziekenhuis slopen dan thuis; vanaf nu ben ik extra voorzichtig.
- Slecht verhaal in het echte leven is meestal een uitstekend verhaal voor mijn volgende boek of theatervoorstelling.

Maar toch. Mocht iemand Meneer Murphy (die van de Wet van Murphy) toevallig tegenkomen: schop hem onderuit.

Update: Murphy blijkt al in 1990 overleden. Goed zo. Dát zal 'm leren!

APENBILLEN

7 februari 2019

Het is een week geleden dat ik voor het laatst schreef over mijn chemo-avonturen. Mijn vorige stukje ging over mijn akkefietje met de losgeslagen nierdrain, afgelopen woensdag. De dag erna begon ik aan mijn tweede chemokuur en op vrijdag werd ik ontslagen uit het ziekenhuis. Na weer een volle week in het ziekenhuis was het fijn om dit weekend eindelijk weer thuis te zijn! Bovendien leek ik deze keer zelfs nog minder last te hebben van misselijkheid en vermoeidheid dan bij de eerste chemoronde, dus ook dat is goed nieuws.

Maandagochtend had ik een afspraak in het ziekenhuis. Bloedcontrole en daarna een gesprekje met de oncoloog. Ik voelde me zelfs zo fit dat ik er in mijn eentje met de auto heen ben gereden. Tot zover ging het goed.

Maar toen meldde de arts mij dat mijn nierwaarden er toch weer niet zo goed uitzagen. Het lijkt wel alsof hoe beter ik me voel, hoe slechter die waarden zijn. Er gebeuren vreemde dingen in dat ziekenhuislaboratorium. Wellicht werkt daar wel een boze ex van me die me enorm zit te fucken.

Anderzijds: heel vreemd is het ook weer niet dat mijn nieren het moeilijk hebben. Ik heb donderdag chemo gekregen, daarbovenop krijg ik twee antibioticakuren tegelijk. (Dat is nog een toetje als gevolg van mijn infectie van twee weken geleden.) Mijn nieren hebben tijd nodig om al dat spul 'een plekje te geven'. Echter, mijn arts laat niets aan het toeval over en wilde toch weer een aanvullend onderzoek, waar ik het overigens volledig mee eens ben. En dus moest ik me melden bij de Spoedeisende Hulp (want daar kan ik het snelst geholpen worden) voor een echo van mijn nieren. Uit die echo blijkt dat het heel goed gaat met mijn rechternier (die waar de drain in geplaatst is), maar dat mijn linkernier stuwing laat zien. Hij stroomt blijkbaar niet goed door, waarschijnlijk omdat de tumor in mijn blaas de doorgang blokkeert. Dit kan mijn nier beschadigen en is daarom iets wat goed in de gaten moet worden gehouden.

Conclusie: ik kon het best direct weer worden opgenomen in het ziekenhuis om per infuus extra vocht toegediend te krijgen (fijn voor mijn nieren) en daarnaast zouden de artsen (oncologen en urologen) in conclaaf gaan of mijn linkernier misschien niet ook een drain zou moeten krijgen. Iets wat totaal onpraktisch zou zijn; ik ben al de hele dag bezig om ervoor te zorgen dat ik de rechterdrain niet weer stukmaak, laat staan als mijn rug straks volhangt met twee van die aftapinstallaties. Gelukkig willen de artsen het ook liever op een andere manier oplossen: idealiter zorgt het extra toegediende vocht ervoor dat mijn nierwaarden verbeteren.

En dus lag ik na twee dagen thuis te zijn geweest alweer in het ziekenhuis. Sinds onze verloving ben ik vrijwel voortdurend opgenomen geweest. Ik weet dat het allemaal voor een goed doel is en er wordt in mijn ziekenhuis uitstekend voor me gezorgd, maar verdrietig is het soms wel. Ik heb Remona beloofd dat we voor elke nacht dat ik nu niet thuis kan zijn, later een extra jaar samen zijn.

In de tussentijd hebben mijn darmen gedacht: hé gozer, als je chemo combineert met twee antibioticakuren, dan is dat voor ons ook geen ideaal scenario. Ik zal je de details verder besparen, maar als je weleens in Artis bent geweest en die apen op de eerste apenrots (links na de ingang) hebt gezien, dan weet je ongeveer hoe rood mijn billen er nu uitzien.

Dinsdag en woensdag werd 's ochtends mijn bloed geprikt en afhankelijk van de uitslag zou er weer opnieuw worden besproken of ik de tweede nierdrain zou krijgen. Voor het geval ik een operatie nodig zou hebben, moest ik steeds weer 'voor de zekerheid' vanaf middernacht nuchter blijven. Rond het middaguur kreeg ik te horen dat er (gelukkig) toch van de operatie werd afgezien, maar inmiddels was ik wel weer misselijk van het vasten. Ik denk trouwens dat halve dagen niet eten en drinken ook niet heel goed is voor mijn bloedwaarden.

Woensdag kwamen Remona en mijn zusje langs met Livia en James. Heerlijk om ze weer te zien, maar ik was inmiddels zo moe, uitgeput en misselijk dat het moeilijk was echt van ze te genieten. Op 'gezonde' dagen is dat zo vanzelfsprekend, en wat kan het pijnlijk en verdrietig zijn om je kinderen te zien door een waas van ziekte. Maar nogmaals: dit hele medische traject heeft tot doel dat ik straks gigantisch veel gezonde dagen met hen kan doorbrengen.

Na vier dagen ziekenhuis waarin mijn nierwaarden niet echt opschoten en artsen telkens zorgelijk met elkaar over mij in overleg gingen, is er vandaag opeens goed nieuws. Uit de nieuwe echo van vanochtend blijkt dat mijn linkernier niet achteruit is gegaan en mijn bloedwaarden opeens een stuk zijn verbeterd. De arts komt vertellen dat we kunnen stoppen met de antibiotica, dat ik 'gewoon' zoals gepland vandaag chemo kan krijgen (het staartje van mijn tweede kuur) en dat ik daarna naar huis mag. Volgende week mag ik me weer melden voor controle.

Ik arriveer in een leeg huis. Ik open mijn laptop en schrijf dit verslag. Maar nu stop ik toch echt met typen, want Livia en James komen thuis van het kinderdagverblijf. Jippie!

TEST EN EXECUTIE

18 februari 2019

Het is vandaag elf dagen geleden dat ik uit het ziekenhuis werd ontslagen. Een paar dagen later moet ik me alweer op de polikliniek melden voor een bloedtest, gevolgd door een afspraak met mijn oncoloog om te bespreken of de uitslag van die test aanleiding geeft om mij opnieuw op te nemen. Als vaste kijker van *Wie is de Mol?* noem ik dat moment gekscherend 'Test en executie'.

Ik ga de spreekkamer van mijn oncoloog binnen. Hoe gaat de procedure in zijn werk? De arts zit achter zijn laptop, typt mijn naam in, en als ik dan een groen scherm te zien krijg, mag ik naar huis. Mijn ervaring van de afgelopen maanden is helaas dat ik nooit dat groene scherm kreeg. Want elke keer als ik op het spreekuur kwam, was er wel iets aan de hand met mijn bloedwaarden waardoor ik 'voor de zekerheid een nachtje moest worden opgenomen voor een extra infuus'. (En in de praktijk werden dat dan meestal meerdere nachtjes.) In mijn achterhoofd hoor ik Rik van de Westelaken zeggen: '... behalve De Hond, die gaat nooit naar huis!'

Maar deze keer lacht mijn oncoloog als ik binnenkom en krijg ik eindelijk te horen dat mijn bloedwaarden zijn verbeterd en dat ik gewoon naar huis mag. Dit zou uiteindelijk uitmonden in een ongekende recordperiode van elf (!) dagen op rij waarin ik gewoon thuis ben. Nu moet ik eerlijk toegeven dat de eerste dagen niet eens zo heel gewoon voelen. In de afgelopen periode ben ik zoveel in het ziekenhuis geweest dat ik er juist weer even aan moet wennen om thuis te zijn, en thuis moet ook weer een beetje wennen aan mij. Ik zie Livia vragend naar Remona kijken als ik zeg dat ze haar tanden moet gaan poetsen, met zo'n gezicht van: heeft hij hier nog wat over te zeggen? Gelukkig hebben we als gezin binnen een paar dagen onze draai weer gevonden, en voelt alles weer zo fijn dat ik opzie tegen mijn volgende geplande ziekenhuisopname.

In de elf dagen dat ik thuis ben, gebeurt er weer een heleboel.

De eerste dagen bevind ik me vooral binnenshuis, omdat mijn buik nog erg van streek is. Dit zijn de naweeën van de chemo/antibiotica-combinatie.

Ik lig veel op bed en vanwege mijn katheter en nierdrain is het lastig om snel in de rolstoel te klimmen. Als ik weer een diarreescheut voel aankomen, is het eigenlijk al te laat om nog richting het toilet te rollen. Vandaar dat ik maar de hele tijd op bed op een matje blijf liggen. Ik heb zo vaak ontlasting dat het nauwelijks nog zin heeft om een onderbroek aan te trekken.

Al poepend moet ik denken aan een liedje van Hans Teeuwen:

> 'Pijnboompit. Pijnboompit.
> Je kunt wel liggend schijten,
> Maat 't gaat beter als je zit.'

Voor mijn nachtelijke poepaanvallen heb ik van het ziekenhuis 'incontinentieverband' meegekregen. Dat is eigenlijk gewoon een luier voor volwassenen, maar omdat veel patiënten het woord 'luier' confronterend vinden, geven ze het een andere naam.

Het is voor mij onmogelijk om liggend op bed (met een verlamd onderlijf, ontstoken billen en ook nog eens een nierdrain op mijn rug) mijn billen schoon te maken en het incontinentieverband te verwisselen. Daarom helpt Remona me. Meerdere keren per nacht wordt ze wakker om mij te assisteren bij dit smerige klusje. We hadden acht jaar geleden – tijdens onze eerste date – nooit kunnen vermoeden dat er een moment zou komen dat zij in één nacht niet alleen de luiers van onze kinderen zou verschonen, maar ook die van mij. Ik hoor dat veel relaties sneuvelen door kanker. Daar kan ik me wel wat bij voorstellen. Probeer je partner in zo'n situatie nog maar eens seksueel aantrekkelijk te vinden. Zowel voor Remona als voor mij is het moment dat ze mijn kont inspecteert op poepresten het moeilijkst. Maar ook hier probeer ik om te denken: een mooier gebaar van liefde kan ik niet bedenken.

Als mijn darmen en apenkont langzaam beginnen te herstellen, voel ik me beter en kan ik er zelfs wat meer op uit trekken: met mijn vader naar het theater, een middagje naar de film met Remona, en met Valentijnsdag lunchen we in ons favoriete restaurant.

Vrijdagochtend gaan we alvast naar een basisschool kijken voor Livia. Ze hoeft pas over twee jaar naar de kleuterschool, maar je moet tegenwoordig al heel vroeg inschrijven. Tijdens de rondleiding van het schoolhoofd bekruipt me even de gedachte: ik hoop maar dat ik er überhaupt nog ben als Livia naar school gaat.

Als we na de afspraak op school weer thuiskomen, wordt het toch nog even spannend: ik voel me niet zo goed, ik ga in bed liggen en kom daar de rest van de dag niet meer uit. Midden in de nacht neem ik mijn temperatuur op en blijk ik toch weer koorts te hebben. Normaal gesproken betekent 38,5 graden of hoger dat ik naar het ziekenhuis moet. Shit, want ik verheugde me er nog zo op om nog een paar dagen thuis te zijn voor de nieuwe chemoronde. Nu lijkt het erop dat ik weer last heb van dezelfde bacterie die ook drie weken geleden voor koorts zorgde. De dienstdoende oncoloog laat me gelukkig telefonisch weten dat ik eerst thuis mag proberen op te knappen met antibiotica. Ik heb de juiste pillen nog in mijn nachtkastje liggen van de vorige kuur.

Zaterdagochtend neem ik de eerste pil in; diezelfde avond ben ik gelukkig alweer een heel stuk opgeknapt.

Zondag ga ik thuis nog even netjes 'uitzieken' (oftewel Netflix kijken.)

Zo kan ik maandag nog winkelen met Remona in Amstelveen, de kinderen ophalen bij het kinderdagverblijf, een stuk handbiken, thuis eten met de kinderen en dit verslag voor jou typen. Hierna ga ik mijn tas inpakken en dinsdagochtend meld ik me weer netjes bij de poort van het huis van bewaring.

HALVE DOSIS

22 februari 2019

Ik ben begonnen aan chemoronde drie. Een belangrijke ronde, want hierna wordt er een CT-scan gemaakt waaruit moet blijken welk effect de behandeling heeft op mijn tumor. Begin maart gaan we hierachter komen, en eigenlijk is dat het enige wat er echt toe doet. Niet hoeveel infusen, bloedtransfusies, nachtjes in het ziekenhuis of nierdrains ik nodig heb om de chemo te doorstaan; dat is allemaal bijzaak.

Deze chemoronde heb ik slechts een halve dosis gekregen. Mijn nierwaarden waren dinsdag weer niet goed, en daarom durfden mijn artsen het niet aan de volledige dosis in één keer te geven. Het restant krijg ik volgende week alsnog toegediend, waardoor ik wel de volledige chemo krijg – alleen uitgesmeerd over een week, waardoor mijn nieren minder belast worden.

Met mijn nierwaarden is nog wel iets interessants aan de hand. Ik heb eerder gesuggereerd dat er misschien een boze ex in het ziekenhuislaboratorium werkt die met mijn bloeduitslagen zit te klooien. Dit zou kunnen verklaren waarom mijn nierwaarden zo slecht zijn.

Nu is er wellicht toch een andere verklaring voor... Ik heb de afgelopen tijd geregeld het antibioticum co-trimoxazol gebruikt, in verband met de bacterie in mijn blaas. Een effect van co-trimoxazol kan zijn dat het de creatininewaarde in het bloed verhoogt. Aan de hand van de hoeveelheid creatinine wordt bepaald hoe goed of slecht het met mijn nieren gaat. Het kan natuurlijk ook toeval zijn, maar elke keer dat ik de afgelopen drie weken een slechte nierwaarde had, had ik co-trimoxazol gebruikt. Bij elke goede uitslag had ik géén antibiotica geslikt. Het zou wel erg goed nieuws zijn als dit de verklaring zou zijn voor de slechte nierwaarden, want in dat geval zou het veel beter gaan met mijn nieren dan de bloeduitslagen doen vermoeden.

Aanstaande dinsdag is er weer een bloedtest, daarom ga ik zondagavond overstappen van co-trimoxazol naar een ander antibioticum dat wél effect heeft op mijn bacterie, maar niet op mijn creatininewaarde. Ik ben heel erg benieuwd welk cijfer ik dinsdag ga krijgen!

In de tussentijd ben ik gelukkig weer gewoon thuis. Ik voel me goed. Alleen een beetje moe en wat verkouden. Niet misselijk en ik heb een normale eetlust. Wat dat betreft vallen de nare bijwerkingen erg mee. Maar goed, ik heb deze keer ook slechts een halve chemo gekregen, dus wellicht heb ik er dan ook de helft minder last van.

SYNCHROONKOTSEN

28 februari 2019

Eergisteren kreeg ik de tweede helft van chemoronde drie toegediend. Die avond lig ik thuis op bed en voel me voor het eerst echt flink misselijk. Mijn maag borrelt, ik herinner me de oude schaal die Remona tijdens de eerste chemoronde voor de zekerheid in de la onder mijn bed had gelegd. Ik grijp naar de schaal. Net op tijd: mijn maaginhoud belandt keurig in de schaal. Ik ben opgelucht: mijn misselijke gevoel is even weg en er is geen spatje op het bed terechtgekomen.

Remona komt de slaapkamer binnen. Ze overhandigt mij James (onze zoon is inmiddels zeven maanden) en neemt de schaal mee naar de badkamer om hem daar te legen. Ik leg James naast me op bed en geef hem zijn flesje. Hij kijkt me aan, moet twee keer hard hoesten en kotst vervolgens ons hele bed onder. Sommige vaders gaan met hun zoon vissen. Wij doen aan synchroonkotsen.

Ik denk vaak aan de woorden van de arts die me uitlegde dat je het overleven van kanker kunt vergelijken met het eten van een olifant. Het zijn héél véél kleine hapjes. Ik probeer consequent te compartimentaliseren. Niet te ver vooruitkijken: ik focus volledig op de eerstvolgende uitdaging. De afgelopen twee maanden stonden voor mij in het teken van het voorgerecht: de eerste drie chemorondes. Die zijn nu (bijna) achter de rug en het wordt tijd voor het eerste ijkmoment: de CT-scan. Die gaat me een indicatie geven van de hoeveelheid olifant die ik inmiddels verorberd heb.

Maandag wordt de scan gemaakt en later in de week volgt de uitslag. Ik heb de oncoloog gevraagd welke smaken de uitslag kan hebben. Dat loopt nogal uiteen. In het allerbeste geval blijkt dat mijn blaastumor enorm geslonken is door de chemo en dat er geen uitzaaiingen zijn. In het allerslechtste geval blijkt precies het omgekeerde. Alles daartussenin is ook mogelijk.

Zestien jaar geleden heb ik al wat ervaring opgedaan met cruciale gesprekken met artsen. Remona en ik zijn de afgelopen jaren ook nogal wat keren spreekkamers binnengegaan waar we nieuws gingen horen dat héél slecht of héél goed kon zijn. Een man in een witte jas vertelt je iets wat je leven volledig op z'n kop kan zetten. Remona en ik hebben al een aantal keren slecht nieuws gehoord: 'Helaas, de foetus heeft geen hartslag', 'U hebt een tumor in uw blaas en deze is kwaadaardig'. Maar ook heel goed nieuws: echo's waaruit bleek dat er kerngezonde baby's in Remona's buik groeiden.

Nu zit er niets anders op dan te wachten tot volgende week en te hopen dat het ons gegund is goed nieuws te krijgen. Als ik de laatste weken naar mijn blaas kijk, heb ik het gevoel dat het beter gaat dan een aantal maanden geleden. Mooie urine (maar ik drink ook wel heel veel), veel minder vaak bloed bij het katheteriseren... Hopelijk indicaties dat het beter gaat in mijn blaas. In elk geval niet slechter, toch? Maar ja, dat is *circumstantial evidence*; alleen de CT-scan kan écht uitsluitsel geven. Nog een weekje geduld hebben.

Ben ik bang? Volgens mij valt dat wel mee. Als je langs een ravijn loopt, moet je vóór je kijken, niet naar beneden.

KAPOTTE PRINTER

7 maart 2019

We hebben 's ochtends een monteur over de vloer. Onze printer print geen zwart meer en maakt geen verbinding met de wifi. Na anderhalf uur sleutelen vertelt hij ons dat de printer wél weer contact maakt met het netwerk, maar dat de printkop helaas niet meer te repareren is. Zijn advies is om toch maar een nieuwe printer te kopen. Vervolgens presenteert hij ons de rekening voor zijn werkzaamheden: 123 euro... Voor een printer die het niet meer doet! En ter vergelijking: een nieuwe printer kost minder dan 200 euro. Ik kijk Remona aan en zeg: 'Hopelijk was dit voor vandaag ons slechtnieuwsgesprek.'

Om twee uur is hét gesprek met de oncoloog waar ik me net zoveel op verheug als tegen opzie. Dat hangt een beetje af van wat we te horen gaan krijgen. De arts gaat ons de uitslag geven van de CT-scan van afgelopen maandag. Mijn droom is om vandaag te horen dat de chemo flink effect heeft gehad en dat mijn tumor enorm geslonken is. In mijn nachtmerrie is de tumor gegroeid en zijn er uitzaaiingen tot in mijn oorlellen. De afgelopen dagen kon ik gelukkig ontspannen blijven in afwachting van de uitslag. Vandaag merk ik dat ik toch best zenuwachtig ben. Remona heeft sinds gisteren al een knoop in haar buik. De minuten tikken langzaam weg naar twee uur vanmiddag.

Als de oncoloog begint te praten, heb ik al snel door dat het droomscenario helaas niet is uitgekomen. Hij legt uit dat de drie rondes chemotherapie de tumor niet hebben laten slinken. De tumor is zelfs een klein beetje groter geworden. Daartegenover staat dat mijn lymfeklieren iets zijn verbeterd. Dat kan erop wijzen dat er geen uitzaaiingen zijn. Mijn overige organen zijn schoon.

Het slechte nieuws is dus dat chemo nauwelijks effect op mijn tumor lijkt te hebben, het goede nieuws is dat de tumor zich alléén in mijn blaas bevindt en dat deze dus – nog steeds – met een operatie te verwijderen is. Plan is nu om de operatie om mijn blaas, prostaat en lymfeklieren te verwijderen (dit zou sowieso binnen nu en twee maanden gebeuren) te vervroegen naar over drie à vier weken. Met de chemo's gaan we nu dus stoppen; ik heb even de tijd om te herstellen en de focus komt vanaf nu volledig op de operatie te liggen. Het compartimentaliseren gaat door: wat er na de operatie gebeurt, zien we daarna wel weer.

Hoe moet ik me nu voelen over het nieuws van vandaag? Het had slechter gekund, en het had zeker ook beter gekund. Dat chemotherapie nauwelijks effect heeft, is redelijk zeldzaam. Tja, dat heb ik natuurlijk weer. Aan de andere kant: zolang er een heldere route is naar herstel, houd ik daaraan vast. Die route is nog steeds niet veranderd: eerst chemo, dan de blaasoperatie. Pas als dit avontuur helemaal achter de rug is en we precies weten hoe de operatie gegaan is en of daarbij alle tumorcellen verwijderd zijn, kunnen we zeggen dat het nieuws van vandaag goed, redelijk of toch slecht was. Nou ja, behalve dat van die kapotte printer. Dat is vandaag al een slecht verhaal.

IK TWIJFEL OVER BELGIË

14 maart 2019

Afgelopen dinsdag zou ik normaal gesproken aan mijn vierde chemokuur zijn begonnen. Nu dit wegens gebrek aan succes is afgelast, heb ik een vrije dinsdag waarop ik me ook nog eens heel goed voel. Het lijkt me geweldig om voor het eerst sinds mijn diagnose weer eens mee te trainen met mijn rolstoelbasketbalteam. Wanneer ik naar de sporthal vertrek, zegt Remona: 'Ga nou niet meteen weer twee uur ballen, het beste is om niet te lang mee te doen en op tijd te stoppen.'

Na drie maanden afwezigheid is het heerlijk om weer over het veld te rollen. De tijd vliegt voorbij en twintig minuten voor het einde van de training voel ik me nog steeds uitstekend. Voor de zekerheid ga ik toch maar naar de kant. Als we na afloop met het team bij elkaar komen, grap ik: 'Mochten jullie Remona spreken: ik heb vanavond maar drie kwartier meegedaan… En jullie weten níét wie Pamela is.'

Een week geleden vertelde de oncoloog ons dat de chemotherapie nauwelijks effect heeft gehad op mijn tumor. Zoals Remona zo goed kon in haar tijd als professioneel zevenkampster: als het hordelopen niet goed ging, moest ze dat heel snel vergeten en alléén focussen op het volgende onderdeel: hoogspringen.

Nu ben ik een notoir slechte hoogspringer, maar ik ben wél heel goed in het snel incasseren en accepteren van tegenvallers. In mijn geval is het volgende onderdeel: de operatie. Of zoals John Ewbank zou zeggen: 'De operatie die je wist dat zou komen.'

Tot nu toe had ik deze ingreep, waarbij onder andere mijn blaas en lymfeklieren worden verwijderd, geparkeerd in een klein hoekje van mijn achterhoofd. Maar deze week was het dan eindelijk tijd om me er meer in te gaan verdiepen. Plus ook belangrijke beslissingen te nemen: wanneer, waar en door wie?

Afgelopen weekend hebben Remona en ik contact gelegd met een van de beste en meest ervaren artsen op het gebied van robotchirurgie. Een beroemd heelmeester uit België. Vanochtend hebben we een webcamgesprek met hem, waarin hij onze vragen beantwoordt en zijn visie uiteenzet over mijn situatie en vertelt hoe hij de ingreep zou doen. Ook geeft hij aan bereid te zijn om over anderhalve week een vrije dag op te offeren, waarop de operatie kan worden ingepland. (Hij heeft nogal lange wachtlijsten.)

Vanmiddag zijn Remona en mijn vader mee naar mijn afspraak met de uroloog/chirurg in mijn eigen ziekenhuis. Hij kan me ook opereren en hier zou ik ruim een week later dan bij de Belg terechtkunnen voor de operatie (want ook bij hem is het druk op de operatiekamer). Stap voor stap neemt mijn uroloog de operatie met ons door, geduldig legt hij uit welke complicaties er zouden kunnen optreden, en hoe deze dan verholpen kunnen worden. Hij neemt uitvoerig de tijd voor onze vragen, en (gelukkig) komen daar vrijwel dezelfde antwoorden op als die zijn collega in België eerder op de dag had gegeven.

Wat dat betreft is het ontzettend fijn om meerdere artsen te spreken. Je kunt mij, als leek, van alles wijsmaken. Maar zodra twee artsen onafhankelijk van elkaar met hetzelfde verhaal komen, geeft dat me meer vertrouwen. Mijn ervaring is overigens dat de artsen in mijn ziekenhuis erg openstaan voor second opinions. Het geeft hun ook weer extra vertrouwen om te horen dat hun buitenlandse collega's dezelfde aanpak aanraden. Mocht er een verschil in advies zijn, dan is dat weer een reden voor arts en patiënt om daar nog eens goed over na te denken.

Het is uiteindelijk een leerzame dag voor me en ik ben veel te weten gekomen over wat me straks te wachten staat. Aan de ene kant verheug ik me op de operatie: laat die tumor maar zo snel mogelijk mijn lichaam verlaten. Aan de andere kant zie ik ertegen op: het is een zware ingreep en er zal nogal wat veranderen aan mijn lichaam. De eerste dagen erna zullen heel zwaar en pijnlijk zijn. Bij de ingreep worden ook zenuwen verwijderd, waardoor bepaalde functies (die toch al beperkt werken door de 'kink in de kabel' in mijn ruggenmerg) het straks nog slechter doen.

Maar ja, niet opereren is geen optie. Bovendien is het voor mij misschien wel een voordeel ten opzichte van een patiënt zonder dwarslaesie die dezelfde ingreep ondergaat, dat ik relatief minder functionaliteit hoef in te leveren en dat daardoor waarschijnlijk makkelijker zal kunnen accepteren. Jawel, Onze-Lieve-Heer in de hemel, de grote J.C. had absoluut gelijk toen hij zei: 'Elk nadeel hep zijn voordeel' (Johannes 8, 51).

Nu sta ik voor de keus: opereren in mijn eigen ziekenhuis bij de uroloog met wie ik al acht jaar een goede band heb en die ook vanmiddag weer een steengoed verhaal te vertellen had. Óf verkassen naar België. België. Belgie-juuuuh. (Sorry, opeens zing ik een stukje Goede Doel midden in mijn verhaal.) Trouwens, als ik heel eerlijk ben, heb ik bij beide chirurgen een goed gevoel en voldoende vertrouwen.

Ik vraag mijn uroloog wat hij zou doen: 'U bent altijd straight en eerlijk, wat zou u kiezen?'

'Ik sta niet in jouw schoenen...'

'Nee, gelukkig niet voor u!'

'Mijn Belgische collega zou de operatie uitstekend kunnen doen, en wij kunnen het hier ook ontzettend goed.'

'Wat is het verschil?'

'Hij is beroemder.'

'Tja... Dat iemand de beroemdste is in zijn vakgebied, wil ook weer niet zeggen dat hij per se de beste is,' antwoord ik, en ik wijs naar mijn vader.

Als we de spreekkamer uit lopen gaan Remona, mijn vader en ik in het ziekenhuisrestaurant zitten. Ik zeg: 'Volgens mij is België niet nodig, ik heb een heel goed gevoel bij mijn eigen arts hier in Amsterdam.'

We blijken het alle drie met elkaar eens te zijn.

KUTBLAAS

29 maart 2019

Inmiddels ben ik zo lang niet in het ziekenhuis opgenomen dat het al bijna weer vanzelfsprekend is om thuis te zijn. De chemo's zijn gestopt en de operatiedatum is vastgesteld. Dus tot die grote ingreep (in de tweede week van april) hoef ik alleen maar aan te sterken en leuke dingen te doen. Top! Maar toch schrijf ik dit stukje weer vanuit het ziekenhuis. Want om *The Godfather* te citeren: '*Just when I thought I was out… they pull me back in.*'

Ik was prima op weg, hoor: met de kinderen naar de speeltuin, naar Arie & Silvester in het theater, heerlijk weekendje weg met Remona, elke dag een stukje handbiken, ik kon wekelijks meetrainen met rolstoelbasketbal en dat voelde zelfs zo fijn dat ik mee ben gegaan naar Rotterdam voor twee competitiewedstrijden. Tot mijn vreugde mocht ik even invallen. Het was super om weer even 'gewoon' over het veld te rollen. Het zou wat opschepperig zijn om hier nu zelf over de twee driepunters te beginnen die ik er achter elkaar in schoot. Het zou ook wel weer erg bescheiden zijn om ze onvermeld te laten. In elk geval was het een mooi einde van dit seizoen voor mij (het restant van de wedstrijden mis ik door de operatie) en hopelijk ben ik er straks in september weer 'gewoon' bij wanneer het nieuwe seizoen begint.

Toen werd het dinsdag. Ik moet even bloedprikken in het ziekenhuis. Later in de middag heb ik nog een afspraak waarin ik meer info zou krijgen over mijn aanstaande stoma. Tussendoor rust ik even uit in de auto. Opeens voel ik koude rillingen die door mijn hele lijf trekken en ervoor zorgen dat ik hard begin te trillen. Eerste uitdaging is om in deze toestand van de bestuurdersstoel in de passagiersstoel te komen. (Uiteindelijk toch maar met de rolstoel rond de auto gerold.) Vervolgens reed Remona me direct richting Spoedeisende Hulp waar ik werd opgenomen met een bacterie waarvan de artsen later zouden zeggen dat hij 'niet zulke aardige plannen met mij had'.

Ondanks het feit dat ik me na een uur van trillend ongemak alweer een stuk beter voel, zijn al mijn bloedwaarden flink achteruit gehold. Reden om me te behandelen met antibiotica via een infuus en daarvoor vinden de artsen het nodig dat ik in het ziekenhuis blijf.

Van dinsdagmiddag tot zaterdagochtend lig ik dus weer in het ziekenhuis. Wederom vier dagen waarop ik me eigenlijk goed voel, maar die ik toch moet doorbrengen in het ziekenhuis. Die kutblaas vol bacteriën blijft me maar ziek maken. Wat mij betreft gaat-ie er zo snel mogelijk uit.

Zaterdag komt Remona me ophalen. We hebben gelukkig nog nét genoeg tijd over om wat meer leuke dingen te doen voor de operatie.

PETER PAUL

2 april 2019

Zo'n drie jaar geleden werd mijn vader benaderd door een vriend van hem: Peter Paul. Die woont al jaren in Italië en houdt zich daar bezig met de ontwikkeling van nieuwe medicijnen. Een Italiaanse professor werkte aan een bijzonder nieuw kankermedicijn. Peter Paul werd gevraagd om een betrouwbare investeerder te vinden die het mogelijk zou maken om dit medicijn verder te kunnen ontwikkelen.

In de wereld van de medicijnontwikkeling is niet iedereen te vertrouwen. Er lopen lui rond die geld verdienen belangrijker lijken te vinden dan daadwerkelijk mensen te genezen. En zo bedacht Peter Paul dat mijn vader – een buitenstaander die hij volledig vertrouwt en die ook nog eens goede contacten heeft met potentiële geldschieters – de aangewezen persoon was om hem te helpen.

Mijn vader was enthousiast over het medicijn en bracht Peter

Paul binnen de kortste keren in contact met een geweldige investeerder. Zelf wilde mijn vader ook betrokken blijven bij dit project en zodoende werd hij aandeelhouder in dit medicijn.

De afgelopen jaren volgde ik via mijn vader de ontwikkeling van dit nieuwe geneesmiddel op de voet en hoorde de magnifieke verhalen van muizen die in het lab kanker kregen ingespoten, gevolgd door het medicijn en die vervolgens volledig herstelden. Mijn vader en ik fantaseerden over wat het zou betekenen voor kankerpatiënten over de hele wereld als dit medicijn straks bij tests op mensen ook zo goed zou werken.

Toen ik afgelopen december zelf tot de doelgroep van dit medicijn bleek te behoren, was het een logische stap om aan Peter Paul te vragen of – mocht het ooit zover komen – dit medicijn iets voor mij zou kunnen betekenen. En toen begin maart bleek dat mijn tumor niet reageert op chemo werd deze vraag urgenter.

Peter Paul gaf aan dat het nog een hele tijd zou duren voordat zijn medicijn daadwerkelijk op mensen kan worden toegepast. Maar hij kon nu wel al iets anders voor mij doen: hij stelde voor om mijn tumor, na mijn operatie, direct mee te nemen naar het laboratorium en hem daar op kweek te zetten. Als het zou lukken om een levende celcultuur te maken van mijn tumor, dan is het daarna mogelijk om er allerlei experimentele medicijnen op los te laten en te kijken welke de beste respons geeft.

Dit zou dan weer waardevolle informatie zijn voor mijn artsen om – mocht de kanker na mijn operatie ooit onverhoopt terugkeren – de meest kansrijke vervolgstap te kiezen.

Ik voel me extreem bevoorrecht dat dit extra traject voor mij wordt mogelijk gemaakt. Hoe meer routes ik heb naar genezing, hoe fijner.

AFSCHEIDSETENTJE VOOR MIJN BLAAS

3 april 2019

Inmiddels is het drieënhalve maand geleden dat ik te horen kreeg dat er een tumor in mijn blaas woont. Sindsdien is er veel gebeurd. Er waren drie chemotherapieën waar mijn lichaam het erg moeilijk mee heeft gehad, met als gevolg diverse extra ziekenhuisopnames. Tussendoor waren er een aantal infecties, met als gevolg diverse extra ziekenhuisopnames. Er is een nierdrain geplaatst, met als gevolg een extra ziekenhuisopname. Die nierdrain rukte ik er vervolgens direct weer uit, wat óók weer zorgde voor een extra overnachting in het ziekenhuis.

Een aantal weken geleden kwam het nieuws dat de chemo's nauwelijks effect hebben gehad. Kortom: als je het van de ene kant bekijkt zijn we een heel eind onderweg, en als je het van de andere kant bekijkt zijn we eigenlijk nog nauwelijks een stap verder. Ik hoop dat er een dag komt dat het kankeronderzoek zo ver gevorderd is dat standaard bij iedere patiënt kan worden onderzocht of chemo überhaupt zin heeft vóórdat de therapie wordt gestart. In mijn geval hadden we dan drie maanden kunnen winnen en direct kunnen overgaan tot een operatie.

Maar goed, we kunnen het verleden niet veranderen en alleen maar kijken naar de toekomst. Inmiddels is het dan alsnog bijna zover: begin volgende week ga ik onder het mes! Alhoewel... In dit geval is het vooral een operatierobot die het gaat doen. (Er is wel een arts bij hoor, wees maar niet bang dat C3-PO in z'n eentje in mijn buik gaat zitten wroeten.)

Ik ben er klaar voor, en als het allemaal heel erg meezit, dan worden straks mijn blaas en lymfeklieren (en vooral de volledige tumor) succesvol verwijderd, wordt een stukje van mijn darm gebruikt om mijn nieren met mijn buikwand te verbinden, heb ik straks een goed werkende stoma, heb ik daarbij weinig complicaties, blijkt na onderzoek dat mijn lymfeklieren schoon zijn (wat erop zou wijzen dat er geen uitzaaiingen zijn), gaan mijn darmen het weer snel doen (bij een buikoperatie stoppen de darmen ermee, en het kan twee dagen tot enkele weken duren voordat ze weer actief worden) en wordt mijn tumor vervolgens door Peter Paul ook nog op een goede manier veiliggesteld voor zijn aanvullende onderzoek.

Als dat allemaal gebeurt, heb ik een heel goede week. Ik weet niet precies hoe lang ik in het ziekenhuis moet blijven. Dat kan één week zijn, maar dat kunnen er ook zes zijn.

Pas als ik van alle infusen ben losgekoppeld en ik zowel aan de voorkant als aan de achterkant weer gezonde 'productie' heb, mag ik naar huis.

Ik voel me wel weer fit! Afgelopen dinsdag heb ik weer gebasketbald. Voorlopig is dit de laatste keer, want ik denk dat ik niet hersteld ben van de operatie voor het eind van dit seizoen. Ik vond het ontzettend leuk dat ik weer een paar keer heb kunnen ballen. Ik handbike ook nog steeds elke dag; hoe beter mijn conditie als ik straks geopereerd word, hoe beter dat is voor mijn herstel.

Livia en James hadden op het kinderdagverblijf een buikvirus opgepikt. Daar hadden ze een aantal dagen flink last van. Aangezien ik nu niet ziek mag worden (want dan gaat de operatie niet door), moest ik de afgelopen dagen fysiek contact met mijn kinderen vermijden. Niet leuk, maar het moest even voor een goed doel.

Nu is het woensdagavond en houd ik met een select gezelschap een afscheidsetentje voor mijn blaas. Ik weet dat mijn familie en vrienden erg op mijn blaas gesteld waren, en ik wil ze graag de kans geven gepast afscheid te nemen. Bovendien is het een mooie gelegenheid om ze te bedanken voor de fantastische steun van de afgelopen maanden. Ook deze avond wordt er eentje onder het mantra: niet wachten op het licht aan het eind van de tunnel, maar zélf de lampjes ophangen.

Onder invloed van iets te veel druppels wietolie heb ik ook een afscheidsspeech geschreven voor mijn blaas. Hier een fragmentje:

'Ik vind het fijn dat jullie zijn gekomen om vanavond afscheid te nemen van mijn blaas… bij jullie beter bekend onder zijn artiestennaam: Blaas B.

Ik krijg regelmatig de vraag: "Marc, waar zit die Blaas B. eigenlijk?"

Goede vraag! Anatomisch gezien ligt hij precies… in het verlengde… van mijn Lange Frans. (Of zoals Remona hem liever noemt: Lil' Kleine.)

Ik hoor u zeggen: "Marc, kun je het wel maken om flauwe grapjes te maken over je blaas?"

Tja, de een vindt dat het best kan, de ander vindt het "blaasfemie".

Het is een heerlijke avond en er brandt weer helder licht in de tunnel.

SEXY TIME

5 april 2019

Als je een man vraagt of hij – vrijwillig – zijn penis aan de binnenkant volledig wil laten loskoppelen van de rest van zijn lichaam, dan lacht hij je normaal gesproken waarschijnlijk recht in je gezicht uit. Maar: zet je daartegenover dat hij doodgaat als hij het niet doet, dan kiest hij doorgaans toch eieren voor zijn geld.

Ik heb geprobeerd er niet zoveel mee bezig te zijn, maar de operatie waarbij mijn blaas werd verwijderd had niet alleen gevolgen voor mijn urine-afhandelingstraject, maar ook voor de werking van mijn seksorgaan.

Nu ben ik de koning van het relativeren. Ik vertelde mezelf dat ik – met dank aan mijn dwarslaesie – toch al een vrij moeizaam opererende penis had. Dus ik ben gewend dat de boel daar niet zo optimaal werkt als toen ik vijfentwintig was. Dat geldt voor meer mannen van mijn leeftijd. Plus dat ik het geluk had dat ik net vader was geworden van twee gezonde kinderen, en er tijdens het ivf-traject al een goede voorraad zaad van mij was ingevroren, dus dat ik me over de voortplantingseffecten geen zorgen hoefde te maken.

Ik ben bovendien alweer 41. Mijn wilde haren was ik inmiddels al wel zo'n beetje kwijt.

En hoe waar dat allemaal ook is: ik houd ook zielsveel van mijn partner. Een jonge, gezonde vrouw bij wie de complete infrastructuur wél nog steeds uitstekend intact is. Iemand die ik wil geven wat zij verdient, en waar ze zoals iedere gezonde vrouw zo nu en dan naar verlangt. Ik had – toen ik alleen nog maar een dwarslaesie had – al het gevoel dat ik mijn vriendin op dit gebied tekortdeed. Nu er door de operatie nog meer gebreken bij zijn gekomen, is dat gevoel alleen maar groter geworden.

In de chemoperiode stond seks niet heel hoog op ons prioriteitenlijstje. Het ging om overleven. Bovendien was mijn urine chemisch, dus mocht er ook geen direct contact zijn tussen mijn vriendin en mijn 'uitscheiding'.

Het weekend vóór de grote operatie lag ik samen met Remona op bed. De arts had ons verteld dat ik er door de ingreep sowieso op seksueel gebied fysiek op achteruit zou gaan. Wat dat voor consequenties zou hebben voor ons seksleven hadden we geparkeerd. Dat is van latere zorg. Eerst deze periode maar eens levend door zien te komen. Dode mensen hebben sowieso maar erg weinig seks. Of je moet toevallig een necrofiel tegenkomen.

Remona kijkt me aan en vraagt of ik nog een laatste keer wil. Ik vind het ontzettend lief van haar en eigenlijk een geweldig idee. Aan de andere kant weet ik dat het bij mij niet altijd lukt om een orgasme te krijgen. Wat een deceptie zou het zijn om nu nog een laatste 'poging te wagen', zonder succes?

Toch wil ik graag. Je weet nooit wat er straks gebeurt, en wie weet hebben we voor altijd spijt als we nu niet van deze laatste gelegenheid gebruikmaken.

Ik neem een pilletje Cialis in. Meestal geeft dat me de beste kans op een orgasme. Ik probeer niet te denken aan de operatie van aankomende dinsdag. Ik geef me volledig over aan het gevoel. Het is heerlijk. Bovendien gaat het onverwacht allemaal ontzettend makkelijk. Het feit dat mijn penis tijdens de chemo een vrij lange periode van inactiviteit heeft gehad, zorgt ervoor dat hij nu – ondanks mijn gedeeltelijke dwarslaesie – extra gevoelig is. Ik geniet van Remona en zij van mij. Wat bof ik toch met haar. Voor de laatste keer in mijn leven heb ik een orgasme.

QUE SERA, SERA

8 april 2019

Elke week plaats ik medische updates op mijn website en Facebook. Ik las een aantal reacties van mensen die mijn stukjes wel érg positief vinden, maar die ervan uitgaan dat er ook wel vele depressieve en angstige momenten zullen zijn in mijn ziektetraject. Zij gaan er blijkbaar van uit dat ik die niet opschrijf.

Ik heb daarover nagedacht. De afgelopen maanden waren er een paar verdrietige en emotionele momenten – daarover heb ik ook gewoon geschreven – maar depressief of enorm angstig ben ik (gelukkig) niet geweest. Mocht dat wél zo zijn geweest, dan had ik er geen probleem mee gehad daar eerlijk over te zijn. Ik kan me heel goed voorstellen dat veel mensen die een levensbedreigende ziekte onder de leden hebben, kampen met dit soort emoties. Maar tot mijn eigen verbazing ben ik er over het algemeen vanaf het eerste moment dat ik de diagnose kreeg heel rustig onder.

Hoe dat precies kan, weet ik niet. Wellicht zit ik simpelweg zo in elkaar dat ik onder alle omstandigheden het glas halfvol blijf zien. Zolang er een pad zichtbaar blijft naar genezing, is er geen reden om ervan uit te gaan dat ik dat pad niet ga bewandelen. (Ik ga er maar even van uit dat het pad ook rolstoeltoegankelijk is.) Als pokerspeler zou ik zeggen: zolang ik goede 'outs' heb, kan ik winnen. Trouwens: poker is sowieso een goede metafoor voor ziekte, aangezien het in beide gevallen iets is wat je gedeeltelijk zelf kunt beinvloeden, maar uiteindelijk ook een kanselement in zich heeft.

Daarnaast helpt het wellicht dat ik al een soortgelijk traject heb meegemaakt en dat ik daar ook 'goed' uit ben gekomen. Toegegeven: ik eindigde fysiek op een andere plek dan dat ik vooraf gehoopt had, maar mentaal werd ik sterker. Kortom: ik weet dat er van ziekte niet alleen 'slechts' hoeft te komen. De conclusie van mijn voorstelling *Voortschrijdend inzicht* is dat het er bij elke situatie om gaat welk verhaal je jezelf daarover wijsmaakt. De een zegt: 'Het is Gods wil', de ander zegt: 'Het is toch ergens goed voor geweest'. De mensen die zichzelf het best voor de gek kunnen houden zijn het gelukkigst, dus misschien kan ik mezelf ook wel goed voor de gek houden.

Ik heb het eerder ook gehad over 'compartimentaliseren'. Niet de hele olifant in één keer willen opeten, maar opdelen in kleine stukjes. Zo heb ik me tijdens de chemotherapie alleen gefocust op het doorstaan daarvan, en ben ik nu alleen bezig met de operatie. Daarna focus ik me weer op de revalidatie, en in de toekomst zullen we kijken of er nog tumorcellen aanwezig zijn en wat we daar eventueel aan zouden moeten doen. Stap voor stap, meedeinen met de golven, en ten slotte: accepteren dat we niet alles 100 procent in de hand hebben.

Of het nu gaat om een basketbalwedstrijd, optreden op een podium of geopereerd worden: we moeten er alles aan doen om het gedeelte dat we wél kunnen beïnvloeden ook daadwerkelijk te beïnvloeden. De rest moeten we loslaten, dat is 'aan het universum'. Doris Day zong het ooit al zo mooi: 'Que sera, sera' oftewel: 'Wat zal gebeuren, gebeurt'.

NIET TE VROEG JUICHEN

10 april 2019

Zestien jaar geleden leerde ik dat je ná een operatie nooit te vroeg moet juichen. Maar ik ben blij om te melden dat gisterochtend mijn blaas is verwijderd. De ingreep duurde zeven uur en ik ben de eerste 24 uur nadien goed doorgekomen. Ik wil de huid nog niet verkopen voordat de beer (of olifant) geschoten is, aangezien complicaties nog tot 72 uur na de operatie kunnen voorkomen. Maar nu voel ik me gelukkig prima, hopelijk blijft dat zo. Mijn gloednieuwe stoma werkt uitstekend.

De tumor en lymfeklieren zijn nu bij de patholoog-anatoom. Het kan twee weken duren voordat hij kan vertellen of de tumor echt volledig verwijderd is en of de lymfeklieren waren aangetast. Ook hier dus nog even wachten tot we de vlag uithangen. In de tussentijd focus ik me op het herstellen van de zware operatie, waarvoor ik één tot enkele weken in het ziekenhuis zal blijven.

Met alle slagen om de arm die ik hierboven heb ingebouwd, ben ik uiteraard blij dat de operatie goed is gegaan. Ik wil graag iedereen bedanken die voor me gebeden heeft, geduimd heeft, kaarsjes heeft aangestoken en me op andere manieren heeft gesteund. Natuurlijk ook veel dank aan mijn geweldige gezin en familie, maar in dit geval vooral de artsen, chirurgen, verpleegkundigen en laboranten van mijn ziekenhuis. Ik ben zo ontzettend onder de indruk van de toewijding, het professionalisme en de liefde waarmee zij hun werk doen. Mijn route naar genezing zou niet mogelijk zijn zonder hun inzet, en mocht het mij gegeven zijn straks te herstellen, dan heb ik alle jaren en hopelijk decennia dat ik vader kan blijven van Livia en James aan hen te danken.

De avond vóór de operatie waren Remona en ik uit het ziekenhuis gesneakt om nog even in een fijn restaurant te kunnen eten. Een tafel verderop zat toevallig een kennis van mij (uit de mediawereld) die al negentien jaar leeft met kanker. We hadden een fijn gesprek en ik geloof zelf niet in dingen die voorbestemd zijn, maar wat was het super om haar zo vlak voor mijn ingreep tegen te komen.

Ik lag vanwege mijn ziekenhuisbacterie in mijn eentje op een tweepersoonskamer. Het bed naast me was leeg. Remona heeft de verpleging gevraagd of ze van de gelegenheid gebruik mocht maken.

We kregen toestemming en zodoende konden wij de laatste nacht voor de operatie samen in het ziekenhuis doorbrengen.

Toen ik vroeg in de ochtend de operatiekamer in werd gereden en ze me in slaap brachten, waren mijn laatste woorden: 'Heel veel succes, ik heb vertrouwen in jullie.' Zeven uur later werd ik wakker uit de narcose en stond mijn hoofd al gelijk 'aan'. Het zal een combinatie zijn geweest van de medicatie en het feit dat ik blij was te horen dat alles goed was gegaan. Ik was een beetje hyper. Wellicht kwam het doordat iemand van de verpleging rode gordijnen rond mijn bed openschoof en ik in een reflex dacht dat ik op het podium stond en moest optreden. Met terugwerkende kracht schaam ik me voor de flauwe grappen die dat heeft opgeleverd.

Aan het eind van de avond gebeurde er nog iets bizars. Ik probeerde me te verplaatsen in bed en daarbij schoot er een gigantische kramp in mijn rechterschouder. Ik schreeuwde het uit van de pijn en dat heeft wel een kwartier geduurd. Later werd me uitgelegd dat ik bij de operatie zeven uur met mijn hoofd naar beneden heb gehangen (dan konden ze beter bij mijn blaas) en dat daarbij mijn schouders knel hadden gezeten. Vooraf had ik nooit kunnen vermoeden dat ik aan mijn blaasoperatie een schouderblessure zou overhouden. Maar ja, als dat alles is…

ODE AAN DE MANTELZORG

15 april 2019

Mantelzorger vond ik als kind altijd een raar woord. Ik zag dan iemand voor me in de koninklijke hofhouding die expliciet verantwoordelijk was voor het onderhouden van de hermelijnen mantel van de vorst. Diezelfde persoon haalt trouwens ook één keer per week grondig een doekje over de paleiselijke schoorsteenmantel.

Maar een mantelzorger doet uiteraard iets anders. De definitie volgens Wikipedia: 'Mantelzorg is de zorg voor chronisch zieken, gehandicapten en hulpbehoevenden door naasten: familieleden, vrienden, kennissen en buren. Kenmerkend is de reeds bestaande persoonlijke band tussen de mantelzorger en zijn of haar naaste. Daarnaast gaat het om langdurige zorg die onbetaald is.' Kortom: jarenlang zorgen voor een dierbare, zonder betaling.

Als 'gewone mensen' klaar zijn met werken, gaan ze stappen, sporten of series bingewatchen. De vrije tijd van een mantelzorger wordt besteed aan het verzorgen van hun zieke vader, moeder, partner, zoon, dochter of buurman. Zelf zag ik mijn stiefmoeder en tante liefdevol voor mijn dementerende oma's zorgen. Jaar in, jaar uit. Vanzelfsprekend, want dat doe je toch, als je van iemand houdt? Bovendien: wat is het alternatief, je geliefde aan z'n lot overlaten?

Naast al het gemantelzorg moet een mantelzorger ook 'gewoon' zoals ieder ander mens het gezin draaiende houden, geld verdienen... Hoewel de zorg soms zo intensief kan zijn dat een normale baan nauwelijks meer mogelijk is.

Een maand of vier geleden werd mijn eigen grote liefde ook van de ene op de andere dag mantelzorger. In dit geval omdat haar partner een tumor bleek te hebben. Ze nam verlof van haar werk en begon aan de coördinatie van zijn genezingsproces. Ze ging mee naar de doktersafspraken en de chemo's. Bij elke spoedopname maakte ze weer dat extra ritje langs huis om kleding en toiletspullen te halen. Ze zorgde dat er thuis drie keer per dag gezond eten op tafel kwam, dat vaak door gebrek aan eetlust ook maar gedeeltelijk opgegeten werd. Ze bracht ontbijt, fruit en medicijnen op bed, op dagen dat 'haar patiënt' moeilijk kon opstaan.

Mijn vriendin perste elke ochtend gezonde smoothies en plakte daarna verband af om het waterdicht te maken zodat haar vriend kon douchen. Toen hij door de combinatie van chemo en antibiotica anderhalve week met diarree op bed lag, hielp zij met verschonen. Tussendoor zorgde ze voor hun twee kleine kindjes, zonder zijn hulp, omdat haar vriend daar niet toe in staat was.

Dat allemaal 'vanzelfsprekend' en uit liefde. Op het moment dat anderen gaan sporten of zuipen met vriendinnen.

Mijn vriendin is niet alleen. Nederland telt 3,6 miljoen mantelzorgers, van wie 450.000 zich zwaarbelast of overbelast voelen. Daar kan ik me wel wat bij voorstellen. Hier in het ziekenhuis zie ik ze aan het bed van hun geliefde zitten, elke avond weer. Ooit beloofden zij liefde in voor- en tegenspoed. Nu maken ze dat waar.

Hopelijk kan mijn vriendin binnenkort weer wat minder mantelzorger zijn. Maar hoe lang haar vriend precies ziek zal blijven, weet op dit moment nog niemand. Morgen komt hij thuis uit het ziekenhuis. Aan de ene kant een heugelijk moment, aan de andere kant wel weer extra 'werk' voor de mantelzorger.

Ik ben enorm trots op mijn vriendin, en al die miljoenen andere mantelzorgers. We hebben soms de neiging iemand die een ernstige ziekte overleeft een held te noemen. Maar zieke mensen hebben geen keus. Als je vrijwillig – uit liefde – iemand door een ziekte heen sleept, dán ben je pas een held.

EEN PERFECTE WEEK

16 april 2019

Een vriend van me – laten we hem Moos noemen – speculeert graag op de beurs. Moos is daar alleen uitermate slecht in. Als hij vandaag een aandeel koopt, zal morgen de koers gegarandeerd in elkaar zakken. Toen ik ooit zelf een keer aandelen wilde kopen, vroeg ik advies aan mijn vader. Hij zei dat ik Moos moest vragen wat hij onlangs had verkocht. Die aandelen hadden de meeste kans binnenkort een enorme stijging mee te maken.

Wat Moos is op de beurs, was ik op het gebied van operaties. Geef mij een operatie en er gaat altijd wel iets lulligs mis. De meesten van jullie zullen wel weten wat er in 2002 gebeurde na mijn rugoperatie. (Zo niet, kan ik jullie mijn boek *Kracht* van harte aanbevelen.) Maar ook daarna heb ik meerdere kleine ingrepen ondergaan, die altijd complicaties opleverden. Ooit werden bij mij blaasstenen verwijderd. Normaal mag je de volgende dag naar huis, maar ik moest anderhalve week in het ziekenhuis blijven. In december had ik nog een kijkoperatie aan mijn blaas, waar ik een ernstige infectie aan overhield die eveneens leidde tot een lange ziekenhuisopname.

Toch ben ik er altijd in blijven geloven dat het ook eens goed zou gaan, dat alles ook een keer mee zou zitten. Ik probeerde te leren van wat er eerder misging en besprak met mijn artsen hoe dat ditmaal voorkomen kon worden. Bij mijn operatie van afgelopen dinsdag is bijvoorbeeld vooraf uitgebreid gekeken naar de stolling van mijn bloed, en werd ik na afloop extra lang intensief gecontroleerd op eventuele bloedingen.

Desalniettemin werd mij door mijn chirurg op het hart gedrukt dat ik een zware operatie voor de boeg had, met veel kans op complicaties. Ik moest rekening houden met een aantal vervelende dagen waarop ik me erg ziek zou voelen.

Het zal vooral een kwestie van geluk zijn geweest, en wellicht was het gewoon 'mijn beurt', maar de afgelopen week had niet beter kunnen verlopen. Op een kleine koortsaanval en een misselijke ochtend na, heb ik me vanaf dag één goed gevoeld. Mijn bloedwaarden zijn goed, mijn darmen kwamen direct weer op gang, mijn stoma werkte vanaf het begin, ik had weinig pijn en ik was fit genoeg om al snel weer uit bed te komen. Na vijf dagen lukte het ook alweer om mijn dagelijkse handelingen zelfstandig uit te voeren. De week vloog voorbij en vandaag vinden de artsen me goed genoeg om mijn herstel verder thuis voort te zetten. Geweldig!

Hopelijk is deze week een voorbode voor de komende periode; wat zou het geweldig zijn als er straks ook nog goede uitslagen komen betreffende het onderzoek naar mijn tumor en lymfeklieren.

Inmiddels zijn alle drains en infusen uit mijn lichaam gehaald. Kleine sneetjes met hechtingen op mijn buik markeren de plekken waar vandaag precies een week geleden de robotarmen naar binnen zijn gegaan. Plekjes die nu al aan het herstellen zijn en die er ongetwijfeld over enkele maanden prachtig uit zullen zien. (En anders groeit er genoeg haar overheen.)

Voor Remona en mij voelt het alsof mijn periode van ziekte richting een einde loopt. Dat zou heel mooi zijn. Hebben we de olifant echt al bijna op? Als het een beetje mee blijft zitten, ben ik de komende periode in elk geval een stuk minder vaak in het ziekenhuis. Over drie maanden wordt er weer een CT-scan gemaakt. Wat zou het mooi zijn als daar niets naars meer op te vinden is.

Voor nu staat er even geen behandeling op het programma. Ik ga thuis herstellen van de operatie, als er voldoende kracht en energie is ga ik leuke dingen doen met Remona en de kinderen. Heel stiekem fantaseer ik er ook over om weer het podium op te gaan. Niet vandaag of morgen, maar ook zéker niet pas volgend jaar.

KANKERACHTBAAN

23 april 2019

Kanker is een achtbaan en de mensen die mij kennen, weten dat ik géén enorme fan ben van achtbanen. Eerst heb je dat stuk dat het karretje rustig omhoogrijdt, dan in een redelijk tempo een eerste afdaling neemt, vervolgens opnieuw langzaam omhooggetakeld wordt. Op dat moment kijk je om je heen, geniet je van het uitzicht en denk je: dit valt eigenlijk nog best mee…

Dat gevoel had ik afgelopen week. Ik kwam thuis na mijn grote blaasoperatie en voelde me binnen de kortste keren weer zo fit als een hoentje. Terwijl ik vooraf door mijn artsen gewaarschuwd was dat ik wel weken (of zelfs maanden) flink last zou kunnen hebben, was dat bij mij nog niet eens een paar dagen. Af en toe voelde ik een branderig gevoel in mijn buikspieren (die bij de operatie gedeeltelijk waren doorgesneden), maar dat was eigenlijk het enige. Mijn ontlasting kwam binnen één dag alweer prima op gang, mijn stoma went snel en werkt uitstekend (en binnen een week was ik in staat hem zelf te verzorgen; dat is trouwens makkelijker en minder arbeidsintensief dan meerdere keren per dag katheteriseren). Er zitten nu mooie korstjes op de operatiewondjes op mijn buik. Ik fiets elke dag rondjes door het dorp op mijn handbike en mijn conditie is nog steeds prima. Daardoor kan ik nu ook weer leuke dingen doen met de kinderen en heb ik er al wat speeltuin- en familiebezoekjes op zitten. Kortom: Remona en ik hebben het gevoel dat we ons normale leven weer kunnen oppakken en dat het grootste gedeelte van de ziekte nu wel achter de rug is.

Maar dan rijdt de achtbaan verder, het karretje komt in een vrije val en in de verte zie je op het spoor een looping opdoemen waarvan je eigenlijk dacht dat-ie bij een andere achtbaan hoorde.

Dat gevoel had ik vandaag. Het is precies twee weken na de beste operatie die ik ooit heb meegemaakt. Daarna zijn mijn tumor en lymfeklieren naar de patholoog-anatoom gestuurd voor onderzoek. Vanmiddag had ik een afspraak om de bevindingen van de patholoog in het ziekenhuis te bespreken. Vanochtend kreeg ik het rapport al toegezonden in mijn elektronisch patiëntendossier. Ik vroeg me af: zal ik het lezen of wachten op de afspraak?

Mensen die mij kennen, weten dat ik het direct ben gaan lezen. Eerst las ik het goede nieuws: mijn tumor is volledig verwijderd en de snijvlakken waren schoon. (Op sommige plekken scheelde het maar 1 millimeter, maar schoon is schoon.) Vervolgens het zorgelijke nieuws: er waren dertig lymfeklieren gevonden en onderzocht, daarvan waren er twaalf waarin tumorcellen zijn aangetroffen. Dat is niet gunstig, legde de uroloog me vanmiddag uit. Theoretisch is het wel mogelijk dat de kanker niet meer terugkeert, maar ik moet er rekening mee houden dat er vroeg of laat weer ergens iets kan opduiken.

Het is een vreemde gewaarwording om een ongunstige diagnose te krijgen op het moment dat ik me uitstekend voel. Het is me vaker gebeurd de afgelopen maanden; het lijkt wel alsof hoe beter ik me voel, hoe slechter het medische nieuws is dat ik te horen krijg.

Wat weten we nu: mijn tumor was in elk geval geen slapjanus. Hij trok zich niks aan van chemotherapie én was al sneaky begonnen aan een reis door mijn lymfeklieren. In het ideale scenario had ik dat graag anders gezien. Ja, liever helemaal géén tumor. Of anders wel een tumor, maar dan eentje die zwaar allergisch is voor chemo. Of anders een die alleen in de blaas wil blijven. Maar zoals ik vier maanden geleden al zei: we moeten in het leven spelen met de kaarten die we toebedeeld krijgen.

Het advies van mijn oncoloog is om nu niet te behandelen. Hopen dat ik zo lang mogelijk (of voor altijd) schoon blijf; en pas als ik klachten krijg of als er op de CT-scan (over twee maanden heb ik de eerste) iets opduikt kijken wat er nog voor mogelijkheden zijn.

Remona en ik houden meer van een proactieve aanpak. Daarom hebben we wederom bij artsen in Amerika en in een ander Nederlands ziekenhuis om een second opinion gevraagd. Niet omdat ik mijn eigen artsen niet vertrouw (integendeel), maar omdat ik graag van meerdere kanten input wil krijgen. Ik ga me de komende tijd verdiepen in immunotherapie (sinds enige jaren is dit een steeds beter werkend alternatief voor chemo) en kijken welke andere behandelingen er mogelijk zijn, mocht dat ooit onverhoopt nodig zijn.

Hoe gezond ik ook leef, hoe fit ik me ook voel, hoe optimistisch ik ook ben: de komende maanden en jaren heb ik vooral wat geluk nodig. Ik moet hopen dat op het moment dat dat eventueel nodig is, mijn artsen een werkende behandeling voor mij hebben. Remona en ik kunnen ons zo goed mogelijk voorbereiden – dat gaan we absoluut doen – maar daarmee hebben we niet alles in de hand.

Zoals honderdduizenden andere Nederlandse kankerpatiënten zal ik van CT-scan naar CT-scan leven, elke keer hopend op goed nieuws. Nooit precies wetend of de werk-, vakantie- of trouwplannen die je op langere termijn maakt wel kunnen doorgaan of om medische redenen verzet moeten worden. Desondanks wil ik vooral genieten van de momenten waarop het fysiek goed gaat. Dat vergt flexibiliteit, wilskracht, optimisme en een netwerk van liefdevolle mensen om je heen. Mensen die mij kennen, weten dat dát precies is wat ik in huis heb.

PLASSEN ZONDER BLAAS

28 april 2019

Afgelopen donderdag heb ik iets meegemaakt wat maar héél weinig mensen in de wereld hebben meegemaakt. Ik heb geplast! Nu zul je zeggen: 'Dat doen we allemaal dagelijks!' Dat kan misschien wel zo zijn… maar ík heb geplast terwijl ik helemaal geen blaas meer heb. En dat is ten eerste heel uniek en ten tweede… TOTAAL NIET DE BEDOELING!

Eerder heb ik je al verteld dat mijn blaasoperatie van tweeënhalve week geleden vlekkeloos is verlopen, zonder complicaties. Binnen een week was ik alweer thuis en na een aantal dagen kon ik weer gewoon dagelijks op pad. Echter… afgelopen donderdag gebeurde er iets geks. Mijn onderbroek was nat. Ik ging ervan uit dat ik iets verkeerds moest hebben gedaan met het opplakken van mijn stoma, maar ik kon nergens een lekkage vinden. Ik verschoonde mijn onderbroek, maar een paar uur later was hij alweer nat. Toen ben ik een 'forensisch onderzoek' gestart. Het viel me op dat het vocht niet aan de kant van mijn stoma zat.

Er was maar één conclusie mogelijk: het moest uit mijn 'Lange Frans' zijn gekomen. Maar hoe dan? Want mijn Lange Fransie is sinds de operatie toch echt permanent op vakantie. Als je 'm zou bellen, dan zou je die chique damesstem van de KPN horen met de tekst: 'Het nummer dat u zojuist hebt gedraaid, is afgesloten.'

Ik ging me zorgen maken. Volgens mij was er maar één verklaring mogelijk: aan de binnenkant van mijn lichaam moest een lekkage zitten tussen mijn urineleiders en mijn stoma, waardoor mijn plas vrij in mijn onderbuik kwam te liggen en vervolgens via de oude zijderoute naar buiten kwam. Vrijdagochtend ging ik direct naar het ziekenhuis om me te laten onderzoeken.

Het vocht had ik netjes opgevangen en dat kon meteen naar het laboratorium. Ik dacht: daar ga ik weer, twee weken na mijn operatie alsnog een complicatie. Ik zag al voor me dat ik weer geopereerd zou moeten worden om de slangen intern opnieuw aan te sluiten. Zou ik wederom een week in het ziekenhuis moeten blijven? Wat een gedoe weer!

Twee uur later hadden de artsen de uitslag van het onderzoek naar de mysterieuze substantie. Hun verlossende oordeel: het kon geen urine zijn! Wat een opluchting! Maar wat was het dan in godsnaam wél?

De uroloog legde me uit dat in mijn blaasregio al mijn lymfeklieren zijn weggenomen. Normaal gesproken zou dit lymfevocht zijn dat door deze klieren zou worden verwerkt. Maar nu ik deze klieren mis, moet mijn lichaam een andere manier vinden om hiermee om te gaan. Aangezien mijn plasbuis nog niet is dichtgegroeid, functioneert deze nu als veredelde 'drain' voor dit vocht. Zolang het niet stinkt, niet troebel oogt en ik er niet ziek van ben, is dit geen enkel probleem. Het kan wel maanden duren voordat mijn lichaam dit vanzelf heeft opgelost, maar gelukkig kan het geen kwaad.

Tot mijn verbazing en blijdschap was ik binnen vier uur alweer bij mijn auto, wetende dat ik een complicatie heb die geen kwaad kan. De volgende dag genoot ik twee keer zo hard van de Koningsdag die ik doorbracht met mijn gezin en waarvan ik 24 uur eerder vrijwel zeker wist dat ik 'm mis zou lopen.

VAKANTIE IN EIGEN LAND

9 mei 2019

Ik voel me stabiel genoeg om een reisje aan te durven. Mijn gezin heeft wel een leuk uitstapje verdiend. Aan de andere kant wil ik wel binnen anderhalf uur terug kunnen zijn in mijn eigen ziekenhuis – mocht er toch iets niet goed gaan.

We boeken een mooie aangepaste kamer in Preston Palace in Almelo. Daar zijn diverse restaurants, een subtropisch zwemparadijs, een indoorkermis, een kidsclub, een bowlingbaan en nog veel meer.

De kinderen genieten met volle teugen. James gaat uit zijn dak in het kinderbadje, Livia wil elke dag dansen met Preston en Alice (twee grote beren die de mascottes zijn van Preston Palace). Mijn conditie is prima, ik heb alleen een goed middagdutje nodig om de dagen vol te houden. Remona en ik zijn alleen maar bezig met de zorg voor Livia en James, en erop toe te zien dat ze lekker veel leuke dingen kunnen doen. Dat hebben ze wel even moeten missen. Ik geniet van hun lachende gezichten. Ik word gebeld door een vriend: 'Waar ben je?'

'Op vakantie!'

'O, waar dan?'

'In ehm... Almelo.'

ONDERTUSSEN SLUIMEREN DE VRAGEN

24 mei 2019

Als ik een glazen bol had, zou ik er dan in willen kijken? Het is zo ontzettend moeilijk om de toekomst te voorspellen. (Zeker als je De Hond heet.) Zijn de kankercellen – ondanks de ongunstige uitkomst van mijn lymfeonderzoek – nu voorgoed uit mijn lichaam verbannen? Of zijn ze zich alweer stiekem, terwijl ik heerlijk in mijn tuin in het zonnetje dit zit te typen, aan het hergroeperen? Klaar voor een nieuwe aanval?

Nog steeds is de meestgestelde vraag aan mij: 'Marc, hoe gaat het met je?' En dan antwoord ik dat het heel erg goed met mij gaat. Ik ben uitstekend hersteld van de grote operatie (inmiddels anderhalve maand geleden). Het lekkende lymfevocht waar ik eerder over schreef is al snel weer gestopt en verder heb ik nul complicaties. Ik voel me fit. Elke dag handbike ik mijn vaste rondje over de dijk en als het rolstoelbasketbalseizoen niet vorige week zou zijn afgelopen, had ik me nu ongetwijfeld alweer aangemeld voor de volgende training. Remona, de kinderen en ik zijn een weekje op vakantie in eigen land geweest, het was heerlijk weer waardoor ik zelfs een gezond kleurtje heb. Als ik alleen naar mijn lichaam zou luisteren, zou ik zeggen: de nachtmerrie is voorbij!

Maar ondertussen sluimeren toch de vragen: 'Blijft het weg?' 'Hoe lang?' en 'Wat doen we als het terugkomt?' Het is wat dat betreft vooral wachten op de volgende CT-scan, eind juni. Remona en ik zitten in de tussentijd niet stil. Zo waren we vanochtend bij een specialist op het gebied van immunotherapie. Mocht er ooit onverhoopt iets bij mij terugkeren, dan is deze therapie de meest voor de hand liggende volgende behandeling en daarom willen we er alles van weten. Bij immunotherapie wordt het eigen immuunsysteem geholpen om de kankercellen op te ruimen. De arts legde ons uit dat zo'n 20 procent van de patiënten hier baat bij heeft. Oei, dat is niet veel. Hoe langer het duurt voordat de ziekte terugkeert, hoe gunstiger dat is voor de uiteindelijke uitkomst. Dat is nieuwe info voor mij, en dat maakt om heel veel redenen dat elke schone CT-scan dus reden zou zijn voor een klein feestje. Voor mensen die dachten dat de uitslag van het Eurovisiesongfestival al spannend was; moet je je eens voorstellen hoe bloedstollend het gaat worden als ik de behandelkamer binnenga om de uitslag van mijn scans te vernemen.

BLIJF GEZOND

8 juni 2019

Wat kan ik in de tussentijd zelf doen om de kans op een goede uitkomst te vergroten? De artsen zeggen dat je hier als patiënt eigenlijk geen invloed op hebt. Op internet is veel te vinden over voeding en kanker. Maar ja, welke bronnen moet je geloven? Er is niet veel wetenschappelijk onderzoek naar dit onderwerp gedaan; dat schijnt ook heel moeilijk te zijn.

Zo nu en dan krijg ik mails van mensen die mij goedbedoeld advies geven. Die zeggen dat ik streng op mijn eten moet letten: geen vlees, weinig suiker, veel verse groenten... dat soort dingen. Op zich kan het geen kwaad dit te doen. Het is gezond om minder vlees te eten, het is daarnaast ook gewoon beter voor het milieu. Als gutmensch werd het de hoogste tijd dat ik met vlees ging stoppen.

Dat suiker eigenlijk gif is, weet ik al heel lang. Ik at het al niet heel veel, maar het voelt goed om er nu gewoon drastisch mee te minderen. Baadt het niet, dan schaadt het niet. Het geeft me in elk geval het gevoel dat ik zelf ook iets kan doen, dat ik niet helemaal machteloos sta.

Ik blader verder door mijn inbox. Het grappige is dat mensen die genezen zijn van kanker dat vaak niet alleen lijken toe te schrijven aan de artsen, de ingrepen en de medicijnen, maar ook aan dat ene aanvullende exotische dingetje dat ze daarnaast óók tijdens hun ziekte gebruikt hebben.

Surinaamse kankerpatiënten zeggen baat te hebben bij zuurzak, anderen bij wietolie. Ik krijg tips over liposomale vitamine C en kurkuma/curcumine. Elke tip probeer ik te onderzoeken via internet. Ik vind nergens wetenschappelijk bewijs voor. Wel af en toe anekdotisch bewijs. Soms worden de aanbevolen diëten nadrukkelijk afgeraden op medische websites. Soms wordt aangegeven dat er geen bewijs voor is, maar dat het ook geen kwaad kan. Als ik me goed voel bij een bepaalde tip, er goede verhalen over kan vinden op internet en er geen nadrukkelijke tegenargumenten voor kan vinden vanuit medische hoek, probeer ik ze in te passen in mijn dieet. Ik geloof graag dat het mijn lichaam helpt om eventuele foute cellen op te ruimen. Al zou het alleen maar een placebofunctie hebben, is het al de moeite waard.

Mediteren dan? Ja, dat kan ik ook best wel doen. Waarom niet? En dus keer ik elke avond voor het slapengaan diep naar binnen en zeg: 'Blijf gezond!'

STAND-UPCOMEDY

25 juni 2019

De theatertour die ik in december heb moeten afzeggen, is verplaatst naar begin 2020. Het is inmiddels ruim een halfjaar geleden dat ik voor het laatst heb opgetreden. Ik merk dat ik het publiek mis. Het podium was de afgelopen jaren mijn uitlaatklep geworden. Ik vind het heerlijk om mijn ideeën met een livepubliek te kunnen delen, en wat is het jammer om dit nu (voorlopig) kwijt te zijn.

Ik verheug me er enorm op om straks weer de planken op te mogen… maar ja, dat duurt nog een halfjaar! Aangezien ik me fysiek goed voel, ongeduldig ben én in de afgelopen maanden aardig wat grapjes heb genoteerd die ik heel graag eens wil uitproberen, heb ik me opgegeven voor een openpodiumavond in een bekend stand-upcomedycafé in Amsterdam.

Het is een warme zomeravond, het is dinsdag. Er is voetbal op tv. Ik verwacht een klein publiek wanneer ik naar het café rijd. Dat vind ik wel best, aangezien ik alleen maar nieuw materiaal ga uitproberen, en er is geen garantie dat het aanslaat. Zeker gezien het feit dat het allemaal kankergerelateerde grapjes zijn. Geen idee of een publiek daarop zit te wachten. Kortom: prima als er maar een paar man komt kijken. Ik kom binnen en stel me voor aan de mc van dienst. Hij vertelt me enthousiast dat de tent tot de laatste stoel is uitverkocht! Slik.

Ik rijd het podium op. De zaal valt stil en bijna honderdvijftig paar ogen staren naar me. Ik begin: 'Je denkt nooit dat het jou zou overkomen: dat zo'n man met een witte jas je vertelt dat je kanker hebt. En ik had dat al helemaal niet verwacht van mijn slager.'

De helft van de zaal lacht. De rest kijkt me vertwijfeld aan.

O jee…

'Vroeger was je een held als je kanker overleefde. Dat is tegenwoordig niet meer. Nu moet je eerst óók nog een fucking Elfstedentocht zwemmen.'

Hard gelach. Gelukkig.

Dan komen mijn grapjes over chemotherapie: 'Je moet je voorstellen dat je tijdens chemo zoveel toxisch spul wordt toegediend, dat zelfs je urine hartstikke giftig is. Dus ik zeg tegen de arts: "Voorlopig dus even geen plasseks meer met mijn vriendin?"

Hij antwoordde: "Jawel hoor."

Ik zeg: "O, dát verbaast me dan weer."

Hij zegt: "Nou ja, zíj mag wel nog gewoon op jóú pissen."'

Tot mijn opluchting wordt om de meeste van mijn verhalen goed gelachen. Als ik klaar ben, krijg ik een groot applaus. Ik denk dat ik acht minuten op het podium ben geweest. Het had van mij wel uren mogen duren. Wat heb ik dit gemist. Als ik gezond blijf, heb ik straks in januari weer meerdere avonden per week een publiek dat anderhalf uur naar mij komt luisteren. Iets om enorm naar uit te kijken.

IK HOOP MAAR DAT HET DOOR KAN GAAN

27 juni 2019

Op de een of andere manier went het ook wel weer snel om ruim twee maanden (!) níét in het ziekenhuis te hoeven overnachten. Ik probeer mijn gewone leven weer een beetje op te pakken. Uitstapjes met Remona en de kinderen, sporten, en werken aan onze trouwplannen.

In de tussentijd zit kanker in mijn achterhoofd. Bij elk plan dat ik maak voor de nabije toekomst of verre toekomst zegt een stemmetje in mijn hoofd: 'Ik hoop maar dat het door kan gaan.' Ik voel me op dit moment uitstekend, maar dat zegt niets over wat er op microniveau in mijn lichaam aan de hand is. Ik weet dat ik altijd maar één CT-scan verwijderd ben van een nieuw medisch traject. Eén foto waarop een arts iets verdachts ziet en het hele circus begint weer van voren af aan.

Vandaag is mijn eerste CT-scan sinds de operatie gemaakt. Hopelijk toont deze foto aan dat begin april alles is weggehaald wat weggehaald moest worden en dat er ook niets meer is teruggekomen. Na het maken van de scan moest ik nog even in het apparaat blijven liggen. Er moet namelijk nog even overlegd worden met de radioloog om te kijken of de foto's gelukt zijn. Terwijl dat overleg aan de andere kant van het raam plaatsvindt, probeer ik naar de gezichten te kijken. Kan ik uit hun blikken afleiden of mijn lichaam 'schoon' is, of zie ik zorgen? Zien zij überhaupt wel dat soort details al op hun schermen, of zijn ze puur aan het kijken of mijn hele torso wel goed op het plaatje is gekomen? Ik kan er geen chocola van maken, ik vraag er ook maar niet naar: volgende week is de afspraak met mijn arts en die mag het verlossende woord geven.

In de tussentijd kan ik er niet veel aan doen. Althans, ik eet gezond en ik neem nog steeds elke dag trouw mijn wietolie, liposomale vitamine C en curcumine.

Hoe verder mijn laatste ziekenhuisovernachting achter mij ligt, hoe meer leuke plannen ik maak voor de toekomst. Ik ben namelijk niet van plan om niks te gaan zitten doen en af te wachten of mevrouw Kanker besluit wel of niet terug te keren. Wie weet komt ze niet… Of pas over meerdere jaren. Kortom; ik ga gewoon aan de slag met mijn plannen. Mocht ik ze onverhoopt toch ooit moeten afzeggen, dan zal iedereen daar wel begrip voor hebben. Er zijn gelukkig maar weinig mensen die verontwaardigd reageren als je belt om af te zeggen omdat je kanker hebt.

EERSTE POGING

29 juni 2019

Nu het 'gewone leven' weer een klein beetje begonnen is, veranderen Remona en ik gelukkig ook weer van patiënt en mantelzorger in vriendje en vriendinnetje. Ik kan weer steeds meer voor de kinderen zorgen, waardoor die last niet volledig meer op haar schouders komt te liggen. Het voelt fijn om weer een actieve plek in het gezin te hebben. Ik kan volledig voor mezelf zorgen, en het lukt me ook weer om de kinderen te verschonen, aan te kleden en naar bed te brengen. Alleen met zwaar tillen moet ik een beetje voorzichtig zijn, maar als ik James af en toe toch van de grond oppak, heb ik daar daarna gelukkig geen naweeën van.

Het feit dat er nu een stukje darm uit mijn buikwand steekt, heb ik vrij snel geaccepteerd. Nee, het is niet het allermooiste gezicht. Meestal wordt het rode uitsteeksel bedekt met een grote waterdichte plakrand. Eens in de twee of drie dagen moet ik die stomapleister vervangen en komt mijn uitsteeksel bloot te liggen.

Livia komt de kamer binnen. Ze kijkt me verschrikt aan. 'Wat is dat?'

'Dat is papa's nieuwe piemeltje,' antwoord ik.

Ze knikt begrijpend.

Ik bedacht nog een grap dat ik na de operatie meteen een stukje van mijn stoma wilde laten afsnijden. De chirurg zei: 'Waarom zou ik dat in godsnaam doen?'

Ik antwoordde: 'Ik ben Joods, dat ding moet wel besneden worden!'

En toen ging-ie zo van: 'Maar dat kan niet, zus en zo...'

Ben ik naar een andere chirurg gegaan, want met zo'n antisemiet wil ik niks te maken hebben!

Nu mijn operatiewondjes hersteld zijn, is het tijd om te experimenteren. Ik heb sinds de ingreep geen spontane erecties meer gehad (niet in mijn 'oude' piemel, en gelukkig ook niet in mijn 'nieuwe'). Ik heb het gevoel dat er weinig leven meer in mijn Lil' Kleine zit.

Remona en ik spreken af om vanavond een test te doen. Kijken wat er mogelijk is. Ik neem Cialis in. Hopelijk helpt dat. Maar er gebeurt niet veel. Sterker nog: er gebeurt helemaal niks. Ik was daar al bang voor.

We spreken af om bij het volgende gesprek met de uroloog te vragen welke andere opties er zijn om hier nog wat aan te doen. Ik weet dat er injecties bestaan die kunnen helpen, of pompjes. Maar voor vanavond helpt dat niet.

Het neemt niet weg dat we nu wel intiem kunnen zijn. De focus ligt dan wel meer op Remona.

Daarna praten we er nog even over. Ik ben er trots op hoe goed we met de situatie omgaan, dat we het durven te bespreken. Ik hoorde dat er veel koppels zijn in onze situatie die dat te pijnlijk vinden.

Als we het erover hebben, schiet de gedachte door mijn hoofd dat er best een kans is dat erecties nu altijd onmogelijk voor me zullen blijven. Ik denk dat ik dat – als geoliede acceptatiemachine – misschien wel zou kunnen accepteren en een plek zou kunnen geven. Maar ik gun Remona een partner die haar behoeftes kan bevredigen. Daarom zou ik het vreselijk vinden als we hier geen oplossing voor zouden vinden. Verdorie. We zijn een jong stel en volgens mij verdienen we beter dan dit. Aan de andere kant: zonder deze operatie was ik dood geweest, en dan was er helemaal geen seks meer. Alhoewel, als ik dood zou zijn, zou Remona waarschijnlijk wel veel betere seks hebben – met mijn opvolger.

OPGELUCHT ADEMHALEN

3 juli 2019

De afgelopen week probeerde ik er maar niet te veel aan te denken: dinsdagmiddag kreeg ik de uitslag van de eerste CT-scan sinds de grote operatie. Maar hoe dichterbij dat moment in de spreekkamer kwam, hoe hoger de spanning toch opliep. Dinsdagochtend kreeg ik nauwelijks meer een hap door mijn keel en kon ik me slecht op andere dingen concentreren. Ik ben een stuk gaan handbiken en heb daarna een tijdje op bed gelegen. Ironisch genoeg kreeg ik een melding van mijn elektronisch patiëntendossier: de uitslag stond in mijn inbox. Als ik zou willen, kon ik het rapport gewoon alvast lezen. Ik besloot deze keer toch maar gewoon te wachten tot ik bij mijn arts was; liever samen met hem de uitslag doornemen zodat ik direct vragen kon stellen. Maar in de tussentijd voelde het als een lang eind onder water zwemmen... Je wilt eigenlijk al naar boven, maar je moet nog een stukje.

Remona en ik kwamen aan in de wachtkamer. Het spreekuur liep uit. Twintig minuten extra wachten. Toen mochten we eindelijk naar binnen.

'Hoe voelt u zich?' was de eerste vraag van mijn arts.

'Gespannen!' antwoordde ik.

'Laten we dan maar meteen de uitslag doornemen,' zei mijn arts, waarna hij achter zijn computer ging zitten en orgaan voor orgaan de bevindingen van de radioloog voorlas: 'Longen schoon, lever schoon...'

Ik las mee op zijn scherm en zag het hele rijtje bevindingen; er stond niks zorgelijks tussen. Remona en ik keken elkaar opgelucht aan. Ik kwam weer boven water en genoot van een heerlijke hap frisse lucht. Er gaan nog een hoop van dit soort spannende CT-scans volgen, maar deze is tenminste binnen!

Als er niks bijzonders gebeurt, is mijn eerstvolgende ziekenhuisbezoek pas weer over drie maanden. Op de lange termijn blijft er nog veel onduidelijk, maar op de korte termijn is dit een heel fijn lichtpuntje en hopelijk het begin van nog veel meer moois.

EK ROLSTOELBASKETBAL

6 juli 2019

Vlak voordat ik mijn diagnose kreeg, eind vorig jaar, zat ik bij Ziggo Sport. Het EK rolstoelbasketbal wordt deze zomer in Rotterdam gehouden en ik vond dat dit op tv moest komen. Tot mijn vreugde was Ziggo dit met mij eens en ze stelden hun sportzender tot hun beschikking. Ik mocht zelf het commentaar verzorgen.

Het was lange tijd onzeker of ik er wel bij kon zijn. Maar aangezien ik me goed voelde, en ik bovendien een mooie CT-scanuitslag op zak had, kon ik deze week 'gewoon' aan de slag.

Het was heerlijk om een week lang helemaal niet met mijn ziekte bezig te zijn, maar alleen met mijn werk: zo goed mogelijk verslag doen van de mooie wedstrijden van het Nederlands team.

Het was fantastisch: de Oranje-dames veroverden ongeslagen de Europese titel. Ik sprak tussendoor veel oude bekenden die ik zeker een halfjaar niet gezien had. Op de dag van de halve finale kwam Remona met de kinderen naar de wedstrijden kijken. Na afloop rende Livia naar mijn commentatorpositie, pakte mijn rolstoel vast en sleurde me het veld over.

Nederland kwalificeerde zich voor de Paralympische Spelen in Tokyo. Nog vier schone CT-scans tot de openingsceremonie. Hoe geweldig zou het zijn als ik straks voor de vierde keer als tv-commentator naar de Paralympics zou kunnen? Het zou mijn eerste bezoek zijn aan Japan en ik zou mijn gezin zeker meenemen.

TROUWLOCATIE ZOEKEN

19 juli 2019

Vandaag gaan Remona en ik onze eerste trouwlocatie bezichtigen. We hebben een klein beetje haast: theoretisch zou het door mijn ziekte snel minder goed met me kunnen gaan, dus we moeten niet een jaar wachten met trouwen.

We kiezen voor november en besluiten dat we alles op één locatie willen: ceremonie, diner en feest. Dan hoef ik niet op een regenachtige dag in mijn trouwpak auto in en uit te klimmen (om tussendoor zeiknat te worden).

De eerste locatie die we bezoeken, maakt veel indruk op ons. Eigenlijk zien we onze bruiloft daar al voor ons. Maar als we op de tweede locatie aankomen en zien hoe graag het team daar wil helpen met onze bruiloft...! (Ze hebben cadeautjes voor onze kinderen en een assortiment van hapjes en drankjes klaargezet, zodat we onze bruiloft alvast konden voorproeven.)

We voelen ons er direct thuis, maar vervolgens wegen we nog een week lang de voors en tegens van beide locaties tegen elkaar af, maar we moeten snel kiezen. Als je in drie maanden tijd een uitgebreide bruiloft wilt organiseren, dan moet je wel een beetje doorpakken. Het is heerlijk om met de organisatie bezig te zijn. Remona leeft op; het is toch een meisjesdroom om een mooie bruiloft te hebben. En we hebben iets gigantisch om ons op te verheugen: een avond met al onze familie en vrienden, om onze liefde te vieren, om ons rampjaar af te sluiten.

Stiekem denk ik ook een beetje praktisch: nu de kans aanwezig is dat het met mij misgaat, is het vast ook gunstig als we getrouwd zijn. Ik wil dan dat vrijwel al mijn bezittingen naar Remona en de kinderen gaan. Reden genoeg om niet alleen huwelijkse voorwaarden bij de notaris te regelen, maar ook onze testamenten bij te werken.

VROUW OP FIETS

24 juli 2019

Elke dag rijd ik 45 minuten op mijn handbike door het dorp. Meestal rijd ik hetzelfde stuk heen en weer over de dijk langs de ringvaart. Weinig afslagen, geen stoplichten, zodat ik gewoon lekker ongestoord rechtdoor kan rijden. Ik zet dan mijn Beats by Dre-koptelefoon op en luister naar podcasts. Zo gaat de tijd die ik aan mijn conditie werk het snelst voorbij. Aangezien ik het hele jaar, elke dag hetzelfde stukkie rijd, kennen de meeste bewoners langs de dijk me inmiddels. Als ze me zien, zwaaien ze lief en knik ik vriendelijk terug. Bij een handbike kun je niet zomaar je hand loslaten om terug te zwaaien.

Ik ben bijna klaar met mijn rondje van vanmiddag als er een vrouw naast me komt fietsen. Ze rijdt heel dichtbij; ik ben bang dat ze tegen me aan botst. Ze gebaart dat ik mijn koptelefoon moet afzetten. Ik schrik en denk: wat kan er in hemelsnaam aan de hand zijn?

Dan schuif ik de koptelefoon in mijn nek en kijk haar vragend aan. Op langzaam tempo fietsen we beiden door. 'Ik volg alles van jou op internet, ik heb heel erg met je meegeleefd, mag ik uit het feit dat jij hier nu fietst opmaken dat je weer helemaal beter bent?'

Ik probeer me voor te stellen hoe pijnlijk dit gesprek zou worden als ik nu net deze week slecht nieuws zou hebben gehad. Dat ik dan moet zeggen: 'Nou mevrouw, ik fiets hier nu wel, maar de arts zei gisteren dat volgende week mijn beide onderbenen eraf moeten... Ja, vervelend hè? Ik vind het zelf ook niet leuk!'

Is het echt zo dat als je wat medische details over jezelf deelt op je website, iedereen op straat zich vrij mag voelen om je gewoon maar aan te klampen en vrijuit medische vragen te stellen?

Kijk... Ik weet echt wel dat die vrouw het lief bedoelt en alleen maar oprecht met me meeleeft. Maar wens me dan gewoon alleen sterkte... Ga me niet op straat staande houden om me uit te horen. Zodra ik nieuws heb dat ik wil delen, komt het op mijn site. Of in mijn boek.

EFTELING

30 juli 2019

Sinds een paar jaar ben ik toegankelijkheidsadviseur van de Efteling. Dat betekent dat ik help om het park nog inclusiever te maken voor mensen met een beperking. Erg leuk: als er een nieuwe attractie wordt ontworpen, komen ze eerst in het diepste geheim mij de tekeningen laten zien en vragen ze me of ik nog tips heb om de toegang voor mensen in een rolstoel of met een andere handicap te verbeteren. Ik ga vaak naar pretparken, altijd in rolstoel, en zo heb ik in de praktijk geleerd wat wel en niet werkt. Ik ben er trots op dat ik mijn steentje kan bijdragen aan het mooiste attractiepark van Nederland.

Bijkomend voordeel: als ik een vergadering heb in de kantoren van Ravelijn, dan krijg ik vrijkaartjes voor het gezin. We maken er dus altijd een dagje Efteling met z'n allen van, als ik er moet werken.

Sowieso proberen we elke dag dat ik me fit voel aan te grijpen voor een uitstapje naar een pretpark, indoorspeeltuin of een korte vakantie in eigen land. We hebben inmiddels ook een abonnement voor dierentuin Artis, waar we om de paar weken heen gaan. Voor mij is een onbezorgde dag waar de kinderen zich vrolijk kunnen uitleven misschien wel het mooiste lampje in de tunnel.

LOW ENERGY

10 augustus 2019

De afgelopen weken is er iets raars met me aan de hand. Ik merk dat ik sneller moe ben. Sterker nog, soms ben ik 's ochtends net een uurtje uit bed en dan verlang ik er alweer stiekem naar om er weer in te gaan liggen.

Meestal lukt het me wel om het uit te stellen tot mijn dagelijkse middagdutje rond één uur. (Wanneer Livia en James gaan slapen, duik ik ook mijn bed in.) Dankzij mijn middagdutjes kan ik 's ochtends actief zijn en vervolgens ook weer aan het eind van de middag en in de avond. Hoewel ik de meeste avonden, als er geen bijzondere activiteiten buiten de deur op het programma staan, het liefst op bed tv lig te kijken.

Ook heb ik geregeld last van minder eetlust. Ik lijk nu ook niet zo heel veel eten nodig te hebben. Remona vindt dat ik eruitzie alsof ik ben afgevallen. Ik zie het zelf niet en heb helaas thuis geen weegschaal waar ik met de rolstoel op kan, dus volgende keer dat ik in het ziekenhuis ben, moet ik dat maar even laten controleren.

Mijn conditie is verder wel prima; ik handbike nog steeds elke dag flinke stukken. Maar het gaat allemaal niet vanzelf; ik moet de energie zo uit mijn lichaam wringen. Zou dit iets tijdelijks zijn, of is dit voortaan wat ik van mijn lichaam mag verwachten? Soms kan ik wel een dagje forceren en het allemaal iets langer volhouden, maar dan ben ik de dag erna weer vermoeider.

Ik heb het gevoel dat ik er een week of zes geleden beter aan toe was dan nu. Wat zou er gebeurd kunnen zijn?

Er zijn heel wat mogelijke verklaringen te bedenken. Ik ben me weer meer gaan bezighouden met de verzorging van Livia en James. Ga ook weer vaker met ze op stap. Hoe leuk dat ook is, iedere ouder van jonge kinderen zal beamen dat het ook wel erg veel energie kost.

Wellicht heb ik toch nog steeds last van de naweeën van de chemo en de operatie. Hoe meer ik nu wil gaan doen, hoe groter mijn ambities weer worden, hoe meer ik daar last van zou kunnen krijgen. Nu ik weer probeer een beetje te gaan werken, loop ik eerder tegen de grenzen van mijn lichaam aan dan toen ik nog alleen maar een patiënt was die het heel rustig aan deed.

Ik ben, zoals ik eerder heb uitgelegd, twee maanden geleden gestopt met het eten van vlees en suiker. Volgens sommigen zou het de kans verkleinen dat de kanker terugkomt, en het geeft mij een goed gevoel hiermee iets in eigen hand te nemen. Maar het kan er ook voor zorgen dat ik minder energie binnenkrijg dan voorheen. Is dat misschien wat ik voel?

Remona vindt dat ik alles wel kan wegredeneren, maar dat ik ook rekening moet houden met de mogelijkheid dat er misschien toch weer iets heel vervelends in mijn lichaam gebeurt. Daar heeft ze gelijk in. Daarom heb ik mijn oncoloog gisteren gemaild met mijn klachten en de vraag of het mogelijk is bloedonderzoek te doen, en op die manier te kijken of er een verklaring is voor mijn lege batterij. Hij mailt me direct terug met een afspraak voor aanstaande dinsdag om bloed te prikken en daaropvolgend met hem de uitslagen te bespreken. Als mijn bloeduitslagen daar aanleiding toe geven, komt er een vervroegde CT-scan. Zo wordt dit toch opeens weer een spannende week. Toch maar heel hard duimen dat mijn conditie een onschuldige verklaring blijkt te hebben.

OSTEOPAAT

13 augustus 2019

Om tien uur 's ochtends heb ik in het ziekenhuis bloed geprikt. Ruim een uur later word ik door de oncoloog begroet in zijn spreekkamer voor de uitslag. Mijn HB-waarde is wat lager dan de vorige keer. Dat kan mijn *low energy*-gevoel verklaren. Ik heb ook verhoogde ontstekingswaarden in mijn bloed. Dat zou verklaard kunnen worden door een bacterie in mijn urine, maar zou ook een reactie van mijn lichaam kunnen zijn op iets minder onschuldigs.

Op basis van mijn verhaal en de bloedwaarden neemt mijn oncoloog het zekere voor het onzekere en verplaatst de CT-scan van begin oktober naar eind augustus. Vervelend dat er blijkbaar genoeg aanleiding is. Aan de andere kant vind ik het goed dat mijn arts bij twijfel altijd kiest voor extra onderzoek. Mocht er echt weer wat naars aan de hand zijn, dan moeten we het zo snel mogelijk weten om er hopelijk nog iets aan te kunnen doen.

In de tussentijd houd ik er maar aan vast dat er voor mijn gevoel en bloedwaarden ook onschuldige verklaringen mogelijk zijn, en dat ik er echt niet meteen van uit hoef te gaan dat ik bij de volgende CT-scan slecht nieuws te horen krijg.

Diezelfde middag heb ik mijn eerste afspraak bij een osteopaat. Sinds enige maanden heb ik meer last van mijn lichaam. Zit ik minder lekker in mijn rolstoel. Branderige pijn in mijn benen en rug. Erg vervelend. Ook dit zorgt ervoor dat ik vaker wil gaan liggen om tussendoor even te ontspannen.

Ik vertel de osteopaat over mijn klachten, mijn medische geschiedenis van de afgelopen maanden en vervolgens onderzoekt ze me. Al snel komt ze met een plausibel klinkende verklaring: 'Toen je blaas is weggehaald, is er vanbinnen een groot gat in je onderlichaam ontstaan. Je lichaam wil dat opvullen en daardoor zakken je darmen naar de plek waar eerst je blaas zat. Daarbij wordt ook je buikvlies mee naar beneden getrokken, waardoor er meer spanning in je buik ontstaat...'

Ze vraagt me zelf mijn handen op mijn buik te leggen. Ik voel dat mijn buikspieren inderdaad aangespannen voelen, terwijl ze vroeger meestal ontspanden als ik ging liggen.

De spanning in mijn buik heeft weer invloed op de spanning in mijn bovenbeenspieren, die voelen namelijk ook hard aan. En zo 'trekt' er nu dus van alles in mijn onderlichaam, dat voorheen altijd ontspannen was. Waardoor ik dus ook niet meer echt ontspannen in mijn rolstoel zit, en het voor mij moeilijker is dan voorheen om lange uren achter elkaar pijnloos in mijn rolstoel door te brengen.

Goed om dit nu te weten. Hopelijk lukt het om met behandeling van de osteopaat dit probleem te verhelpen, of anders in elk geval enigszins te verlichten.

UITSLAG IN PRETPARK

29 augustus 2019

Remona, de kinderen en ik zijn een paar dagen naar Limburg. Afgelopen dinsdag is er weer een CT-scan gemaakt. Het duurt een week voor we de uitslag krijgen. Daartussenin nog lekker even tijd om er 'onbezorgd' op uit te trekken. Het is nu donderdag en we staan in het prachtige pretpark Toverland. Remona en Livia zitten in een kinderachtbaan en ik wacht samen met James tot ze weer naar buiten komen.

Dan zie ik dat er een mailtje van het ziekenhuis binnen is gekomen op mijn telefoon. Ik lees dat de uitslag van de CT-scan net in mijn elektronisch patiëntendossier is geplaatst.

Ik twijfel of ik het direct wil bekijken… maar kan me toch niet beheersen. Ik open het bestand en lees de bevindingen.

Shit… Ze hebben iets nieuws gevonden ten opzichte van de CT-scan van twee maanden geleden. Zo te lezen een flink groot object zelfs. Ik moet googelen om het medisch jargon enigszins te kunnen ontcijferen. Maar het ziet er zo toch naar uit dat er een tumor is gevonden. Ik had al zo'n vermoeden. Mijn bloedwaarden lieten een flinke ontsteking zien, ondanks het feit dat ik een goede antibioticakuur had gekregen.

Remona stapt uit de achtbaan en loopt op me af. 'De uitslag van de CT-scan komt net binnen. Volgens mij is het niet goed.'

We kijken elkaar verdrietig aan, maar we willen dit pretparkuitje niet bederven. We besluiten het nieuws te parkeren en nu maar gewoon te genieten van deze mooie dag. Wie weet is dit voorlopig wel de laatste kans om iets leuks te doen met z'n vieren, als ik straks weer de medische molen in moet.

We zijn even later in een peuterspeeltuin in het park, vlak naast een achtbaan. De kinderen spelen en mijn telefoon gaat: 'Anoniem'. Dat moet het ziekenhuis zijn. Ik neem op en mijn uroloog en oncoloog hangen beiden aan de lijn. Ik vertel dat ik de uitslag al bekeken heb.

'Ja, dat vermoeden had ik al,' zegt mijn uroloog.

'Wij hebben net overleg gehad en we denken dat…'

Op dat moment raast het karretje van de achtbaan voorbij; de kinderen gillen.

'Houdt u wel beide handen aan het stuur?' vraagt mijn uroloog.

'Nee, ik rij niet, ik zit naast een achtbaan.'

De uroloog moet lachen en gaat verder met wat hij wilde vertellen: 'We denken dat de nieuwe plek die we gevonden hebben op uw CT-scan een abces is. Dat zien we vaker als we veel lymfeklieren verwijderen… dat het vocht zich op één plek verzamelt. En we denken dat dat bij u is gaan infecteren. Dat zou verklaren dat u elke keer na een antibioticakuur toch weer klachten krijgt.'

'Dus jullie denken dat dit een infectie is, geen tumor?'

'Oncologisch gezien zouden we op basis van deze CT-scan niet ingrijpen. Maar op basis van de kankercellen in uw lymfeklieren ben ik er nooit helemaal gerust op. We willen graag dat u op korte termijn naar het ziekenhuis komt. Dan willen we een slangetje – een drain – plaatsen om het abces leeg te maken en kunnen we onderzoeken of het inderdaad een infectie is.'

Ik ben opgelucht. Een paar minuten geleden dacht ik nog dat er een tumor was gevonden, en nu is er een kans dat het 'gewoon' om een infectie gaat. Wow, als dat écht het geval zou zijn ben ik straks misschien van mijn vermoeidheidsklachten af én ben ik weer drie maanden 'schoon' tot de volgende CT-scan. Die is pas na onze bruiloft. Dus als het de komende dagen een klein beetje meezit, trouw ik straks gezond!

NACHTJE VOOR NIKS

1 september 2019

De afgelopen weken zweet ik weer enorm 's nachts. Ik word doorweekt wakker en de volgende ochtend stink ik zodanig dat Livia me geen kusje wil geven: 'Jij ruikt niet naar papa.' Ze heeft helemaal gelijk. Ik ruik naar iemand die gehuld in vuilniszakken een marathon heeft gelopen. Vervolgens leer ik haar om mij met haar neus dicht een kus te geven.

De nacht na terugkomst uit Limburg word ik rond drie uur zwetend wakker. Ik had de avond ervoor wat koude rillingen gevoeld. Voor de zekerheid pak ik een oorthermometer. Die geeft 38,9 graden aan. Aan de ene kant vind ik het vervelend dat ik koorts heb. Aan de andere kant weet ik dat ik hiermee naar het ziekenhuis kan en dat ze me dan waarschijnlijk met spoed zullen helpen. De artsen hadden daar al een beetje op aangedrongen, omdat ik anders voor mijn drain op een wachtlijst moet.

Ik bel de volgende ochtend, vertel over de koorts en wordt direct gevraagd naar de Spoedeisende Hulp te komen.

Ik pak mijn tas snel in, rijd door het rustige zondagochtendverkeer naar het ziekenhuis, en word op de Spoedeisende Hulp in een kamertje geplaatst. Al snel wordt mijn bloed geprikt, mijn stoma gekatheteriseerd, mijn bloeddruk en temperatuur gecheckt. Een paar uur later komt de uitslag: nog steeds hoge ontstekingswaarden, we gaan kijken of we de drain en het slangetje kunnen plaatsen. Blijft u nog even nuchter?

Weer ruim een uur later: 'De radioloog wil het niet doen op zondag. Te weinig personeel. We proberen het morgen. In de tussentijd wordt u opgenomen en slaapt u hier een nachtje, dan gaan we hopelijk morgen met u aan de slag.'

Voor het eerst sinds bijna vijf maanden dus weer overnachten in het ziekenhuis. Het was een goede serie! Hopelijk blijft het bij één of twee nachten en daarna weer heel lang naar huis. Die avond komt Remona met de kinderen met mij in het ziekenhuisrestaurant eten.

2 september 2019

De volgende ochtend word ik rond zeven uur wakker gemaakt: 'Ontbijt!'

Ik draai me om, kijk naar de ontbijtdame en zeg: 'Ik moet nuchter blijven vanochtend.'

'O,' zegt ze, 'dat wist ik niet.'

Twee uur later komen de coassistenten hun ronde doen. 'U zei dat u nuchter moest blijven, maar dat hoeft helemaal niet...'

'O, echt? Een paar maanden geleden moest ik bij het plaatsen van een drain nuchter blijven, gisteren moest ik het ook.'

'We zouden niet weten waarom, maar we overleggen het even met de arts.'

Ik wacht op mijn kamer. Een uur later komen de coassistenten terug. In de tussentijd ben ik voor de zekerheid nuchter gebleven.

'U moet nuchter blijven,' zegt de coassistent.

Ik moet vooral zelf heel erg alert blijven, bedenk ik. Want als ik me wat had aangetrokken van de ontbijtdame of de coassistenten, dan had ik allang zitten eten, en dan had ik die drain mooi op mijn buik kunnen schrijven.

Rond 14.30 uur komt de zaalarts. Ze vertelt me dat er vandaag geen plek voor me is op de operatiekamer. Het wordt als er niks geks gebeurt morgenochtend.

'Wat doe ik hier dan nog?' vraag ik de arts. 'Prima dat jullie pas morgen iets voor me kunnen betekenen, ik snap dat het lastig is om mij ertussen te wurmen, maar als het zeker is dat jullie vandaag niks meer voor me gaan doen, kan ik toch beter thuis slapen en morgenvroeg terugkomen?'

Een halfuur later komt de verpleegkundige mijn kamer binnen. De zaalarts heeft overlegd en was het met me eens. Ik mag naar huis!

Thuis aangekomen kijkt Livia me vragend aan: 'Ben je alweer beter?'

'Bijna!' roep ik.

DRAIN AGAIN

3 september 2019

Dinsdagochtend ben ik voor de derde ochtend op rij nuchter. Ik word daar altijd extra slap van, maar goed, het is geen keus om toch stiekem te eten, helaas. Ik moest de wekker om zes uur zetten zodat ik om acht uur weer in het ziekenhuis kon zijn. En als ik er nu niet wat power in stop, kom ik nooit op tijd.

Ik krijg een nieuwe kamer en hoor van de verpleegkundige dat ik vandaag aan het einde van de ochtend ben ingepland. Driemaal is scheepsrecht: vandaag wordt mijn drain geplaatst!

Eindelijk word ik naar de operatiekamer gebracht. Hier zullen de artsen de ingreep verrichten terwijl ik in een CT-scanner lig. Elke keer zullen ze het slangetje wat meer richting mijn abces manoeuvreren en dan snel een CT-scan maken om te kijken of ze de goede kant op gaan.

De arts die verantwoordelijk is voor deze ingreep heeft een halfjaar geleden ook de drain in mijn nier geplaatst. Dat ging toen heel goed, dus ik ben blij om hem weer te zien. Hij vindt het ook leuk om mij weer te zien. Hij heeft nog lang plezier gehad van de grapjes die ik tijdens die ingreep maakte, en ze zelfs aan zijn collega's doorverteld. Ik wou dat het publiek bij mijn voorstellingen zo enthousiast over mij was.

Het motiveert me meteen weer om grapjes te maken. De arts weet dat ik een dwarslaesie heb, maar wil toch een extra verdoving toedienen in mijn benen. Ik moet lachen: 'Mooi is dat! En straks heb ik de rest van de dag een dof gevoel in mijn benen!'

Hij zegt: 'Het is oneerlijk. We proberen niks verkeerds te zeggen.'

Ik straal: 'En ik mag gewoon alles! Als jochie van zes was het al mijn grote droom om grappen over gehandicapten te maken, en toen ik vijfentwintig was mocht het eindelijk!'

Ik ben de hele ingreep bij bewustzijn en kijk mee op het grote scherm, waarop ik het slangetje steeds dichter bij het abces zie komen. Als de arts vindt dat hij op de goede plek zit, wordt de drain vastgehecht.

Precies op dat moment gaat er een telefoon met een euforische ringtoon. 'Betekent dat geluid dat de ingreep gelukt is, is de eindbaas nu verslagen?'

Uit het slangetje loopt een vieze drab, dat wordt opgevangen in een potje. De arts kijkt verbaasd: 'Op de CT-scan zie ik een object waar ik 100 milliliter uit zou verwachten, maar er komt nu maar 10 milliliter uit. Dat valt me tegen.'

Hij legt uit dat de rest met intensief spoelen van de drain wellicht nog gaat loskomen, en dat als dat niet lukt, we misschien nog een tweede poging moeten wagen om een extra drain te plaatsen.

De 10 milliliter drab wordt naar het lab gestuurd voor onderzoek. Aangezien er altijd nog de kans is dat mijn abces gedeeltelijk uit tumorcellen bestaat, moet dat ook onderzocht worden.

WEEK LATER

11 september 2019

Een week lang heb ik thuis drie keer per dag de drain gespoeld. Nu ben ik weer terug in het ziekenhuis om te kijken hoe het ervoor staat.

Ik ben een uur voor de afspraak met mijn uroloog al aanwezig, omdat ik eerst bloed moet prikken.

Nadat ik dat heb gedaan, rol ik richting de wachtkamer voor het spreekuur. Toevallig kom ik mijn arts al op de gang tegen. 'Waarschijnlijk had u het al zelf in uw uitslagen gelezen, maar er zijn geen kankercellen aangetroffen.'

Ik had het inderdaad al gelezen, maar de medische termen in het rapport waren me niet honderd procent duidelijk. Wat dat betreft is het toch fijn om het even in gewonemensentaal uit de mond van mijn arts te horen. Op de rest van het gesprek zal ik nog even moeten wachten, maar het belangrijkste nieuws heb ik zojuist al gehoord.

Remona en de kinderen komen ook naar het ziekenhuis. We wachten samen in de kinderwachtruimte. Het duurt lang voordat we worden opgehaald. Het spreekuur loopt bijna een uur uit. Gelukkig vermaken Livia en James zich wel met het speelgoed in de wachtkamer.

Dan mogen we eindelijk naar binnen. De arts vertelt dat mijn bloed nog steeds hoge ontstekingswaarden bevat. Hij denkt dat het abces er nog steeds zit en wil graag op korte termijn een nieuwe poging doen om de drain te verplaatsen. Hij legt uit dat het soms op een CT-scan lijkt alsof er één abces is, maar dat het er in de praktijk ook twee naast elkaar kunnen zijn. Door me opnieuw in de CT-scan onder handen te nemen, hopen ze de rest van het abces ook weg te kunnen krijgen. Het liefst zou hij me direct opnemen.

Ik zeg: 'O jee, morgen heb ik mijn eerste optreden in heel lange tijd. Ik zou het zonde vinden om dit af te zeggen met het gevaar dat ik dan een hele dag in het ziekenhuis lig te wachten en dat jullie dan toch geen tijd voor me blijken te hebben. In dat geval kom ik liever vrijdagochtend.'

Mijn arts begrijpt mijn bezwaar. Hij geeft aan dat hij voor me gaat kijken wanneer er plek is op de operatiekamer. Later krijg ik te horen dat alles voorlopig vol zit, en dat gezien het feit dat ik me niet ziek voel, het ook geen prioriteit heeft. Ze geven aan dat ik dinsdagmiddag mag terugkomen. Nadeel: ik word pas later geholpen. Voordeel: mijn optreden kan gewoon doorgaan en daar had ik me ook wel heel erg op verheugd.

Ik vertel alleen mijn naaste familie over het abces en ik vraag ze het aan niemand door te vertellen. Mijn ervaring is toch dat als mensen weten dat je in het ziekenhuis wordt opgenomen, ze je niet boeken als zzp'er. Eigenlijk snap ik dat wel: als je een congres organiseert, wil je geen dagvoorzitter die op het laatste moment zou kunnen afzeggen vanwege medische problemen. Ik stel me zo een opdrachtgever voor: 'We slaan Marc voor dit jaar even over. We boeken hem volgend jaar dan wel… Als-ie dan nog leeft.'

Mijn broertje belt direct nadat ik hem de uitslagen van vandaag heb geappt. 'Dit is op zich goed nieuws toch?'

Ik antwoord: 'Vuistregel: geen kanker is, in de meeste gevallen, best goed nieuws.'

IT'S DRAINING AGAIN AND AGAIN

17 september 2019

Als ik me heel erg ziek had gevoeld, dan zou men op de afdeling Radiologie snel een plekje in de agenda hebben gezocht om met mijn nieuwe drain aan de slag te gaan. Maar aangezien ik me best redelijk voel, hoefde ik me pas dinsdagmiddag weer te melden in het ziekenhuis. Dat gaf me in de tussentijd de mogelijkheid om mijn optreden te doen (ging erg goed!) en om op zondag met de kinderen naar Artis te gaan.

Nu is het dinsdag en kom ik voor de zoveelste keer nuchter naar het ziekenhuis. Ik ben klaar voor de zoveelste ingreep.

Er wordt eerst een CT-scan gemaakt om te kijken waar de tweede drain geplaatst zou moeten worden. Even later komt de radioloog de kamer binnen en legt uit dat ze nog eens goed gekeken hebben: de huidige drain zit op de goede plek, het idee is om hem te vervangen door een dikkere drain. Wellicht is het vocht in mijn abces zo dik dat het daardoor niet door de drain naar buiten komt.

Even later wordt de oude drain eruit gehaald en de nieuwe drain geplaatst. Ik voel er gelukkig weinig van. Maar al snel volgt teleurstellend nieuws: ook de dikkere drain loopt nauwelijks. Ik ben dus niks opgeschoten met de ingreep. Het vermoeden is dat mijn abces dan toch ook uit iets anders moet bestaan… Maar wat? Opgedroogd lymfevocht? Toch een tumor? Het beetje vloeistof dat uit de nieuwe drain komt, wordt opgestuurd naar het lab. Wederom is de uitslag: geen kankercellen aangetroffen.

LIG IK DAAR VOOR NIKS

18 september 2019

Ik blijf in het ziekenhuis. Het plan is om te kijken of er alsnog een tweede drain geplaatst kan worden. Ik moet weer nuchter blijven en wachten tot er op Radiologie tijd voor me is. Uiteindelijk is dat pas tegen vier uur in de middag.

Er wordt weer een CT-scan gemaakt. Er wordt weer overlegd door de radiologen.

Na een halfuur in mijn eentje wachten op de behandeltafel komt de radioloog. Ze hebben goed gekeken. De nieuwe drain zit op de goede plek. Het heeft echt geen zin daar nog een andere drain bij te zetten. Kortom: vandaag gaan ze niet ingrijpen.

Even later komt mijn arts naar mijn kamer toe. Hij legt uit dat voordat we verder kunnen met de behandeling, we erachter moeten komen uit welk materiaal het abces precies bestaat. Hij vertelt dat er een biopt moet worden genomen van de buitenkant van het abces. Zodra bekend is wat zich daar bevindt, kan pas een goed plan worden bedacht om het abces te bestrijden. De volgende dag zijn de radiologen bereid dit biopt af te nemen. Dat betekent wederom een nuchtere ochtend. Ik zeg: 'Dus vanavond word ik niet meer behandeld? Mag ik dan thuis slapen?'

Mijn arts vindt het goed. Ik rijd naar huis en meld me de volgende ochtend weer in mijn ziekenhuiskamer.

19 september 2019

Het voelt een beetje alsof ik meedoe aan de ramadan, al die dagen vasten op rij. Mijn derde nuchtere dag wachten in het ziekenhuis tot de radioloog een plekje voor me heeft. Ik ben allang blij dat ze me willen helpen en ik niet op een maandenlange wachtlijst terechtkom.

Begin van de middag word ik opgeroepen. De radioloog die altijd zo moet lachen om mijn grapjes wil met een draadje bij mij naar binnen, waar een klein schaartje aan zit waarmee hij het biopt gaat proberen te verkrijgen.

Ik vertel hem dat ik tegen Remona had gezegd dat ik vandaag weer door hem geholpen zou worden. 'O, dat is toch die knappe arts,' reageerde Remona, die zich hem nog herinnerde van toen ze maanden geleden door hem werd bijgepraat na het plaatsen van mijn nierdrain.

'Die heb ik maar mooi in de pocket,' zegt de radioloog lachend.

'Hoe dan ook, ik vertel straks tegen Remona dat u een vrouw en zeven kinderen hebt, zodat ze zich niks in haar hoofd haalt.'

'Ik heb er acht,' zegt hij met een knipoog.

Dan gaat hij behendig aan de slag met de CT-scan, waarop hij precies kan zien waar in mijn lichaam het schaartje zich bevindt. Af en toe trekt hij aan een draadje en wordt er een biopt losgeknipt. Hij stopt alles in een potje en stuurt het naar het lab. Binnen nu en maximaal twee weken weten we meer. Na drie dagen ziekenhuis vind ik het wel even best en dus helemaal niet zo erg als ze een tijdje niks met me doen in afwachting van de uitslag van het onderzoek.

HAPPY BIRTHDAY TO ME

21 september 2019

In het leven is niets vanzelfsprekend. In dat van mij op dit moment nog iets minder. Dan is elke verjaardag een cadeau op zich.

In verband met mijn infectieproblematiek en bijbehorend gebrek aan energie vier ik mijn verjaardag dit jaar klein. Een etentje thuis, met alleen onze ouders en mijn broers en zussen.

De dag begint geweldig... als Livia aan mijn bed staat met een zelfgemaakt cadeau. Op het kinderdagverblijf heeft ze een papieren auto in elkaar geknutseld en die overhandigt ze me vol trots.

Ik heb me rot gelachen toen Livia afgelopen week thuiskwam en tegen me zei: 'Ik heb een cadeau voor je gemaakt voor je verjaardag, ik ga hem in mijn kamer verstoppen!'

De avond voor mijn verjaardag had ik haar na het voorlezen gevraagd of ze mijn cadeau goed verstopt had. 'Jazeker,' zei ze trots, 'in die la daaronder!'

Ik word gebeld met felicitaties. Bij een van de telefoontjes gebeurde er iets geks. De feliciteerder wist dat ik weer in het ziekenhuis had gelegen. Ik had dit echter alleen aan directe familie verteld met het verzoek dit aan niemand door te vertellen. Verdorie, ik wil zelf bepalen wie er weet of ik ziek ben, maar blijkbaar kun je het als je het aan een paar familieleden vertelt bijna net zo goed op Facebook zetten.

Als je iemand een geheim vertelt, dan denken ze dus: ja, maar ik mag het toch wel aan Henk vertellen? Die doet daar toch niks mee? Maar als iedereen het aan één iemand vertelt, dan kan een verhaal zich alsnog razendsnel verspreiden. Kortom, als ik niet wil dat mijn theaterpubliek of potentiële opdrachtgevers weten dat ik niet helemaal fit ben, dan moet ik ook voorzichtig zijn met wat ik mijn familie vertel.

Ik vind het een gezellige avond, maar ik voel me niet fit. Rond halfacht voel ik me koortsig worden; de infectie speelt blijkbaar op. Gelukkig is iedereen net klaar met eten. Ik blaas het feestje af en ga naar bed.

ALLES IS NU ANDERS

24 september 2019

Je weet bijna nooit van tevoren dat een dag voorgoed je leven verandert… tot het gebeurt.

Ik had net een leuke vergadering thuis afgerond. Met twee rolstoelende collega-mediapersoonlijkheden praten over beeldvorming van mensen met een handicap in de media. Ik had een grappig idee gepitcht om dit onderwerp aan de kaak te stellen. Mijn twee gasten staan net weer buiten. Het is twee minuten over twaalf. Ik schuif aan aan de keukentafel om met Remona en de kinderen te gaan lunchen. Mijn telefoon gaat. De beller is 'anoniem'.

Dat moet het ziekenhuis zijn.

Mijn uroloog aan de lijn. 'We hebben een uitslag van het biopt. Die wil ik morgenochtend met u bespreken. Kunt u om halftien? De oncoloog is er dan ook bij.'

Mijn hart slaat een slag over. Ik antwoord: 'Als u zegt dat de oncoloog bij de uitslag is, dan is dat niet om mij goed nieuws te vertellen.'

'Ehm, nee.'

'Dan mag u het van mij ook telefonisch doen. Er is dus iets kwaadaardigs gevonden?'

'We hebben de verdenking van blaaskankercellen,' antwoordt mijn arts.

'Shit.' Ik heb de telefoon niet op luidspreker staan, maar ik zie aan Remona's ogen dat ze precies snapt wat ik te horen heb gekregen. 'Wat is dan nu de aanpak?' vraag ik.

'Dat wil ik toch echt liever aan de oncoloog laten, morgen...' zegt de uroloog.

'Dank u, tot morgen.'

Ik wil niet huilen waar Livia en James bij zijn. Ik knuffel Remona en zeg: 'Verdorie, morgenochtend uitslag in het ziekenhuis, maar het is niet goed.'

We weten niet wat we met het nieuws aan moeten en lunchen maar alsof er nooit een telefoongesprek is geweest. We dollen met de kinderen.

Een uurtje later ben ik alleen in de slaapkamer. Opeens word ik overmand door verdriet. Ik begin keihard te huilen. Remona schrikt van het geluid en rent naar me toe. Ze drukt zich tegen me aan. 'Het komt wel goed, hoor,' zeg ik, 'maar ik heb dit even nodig, ik ben zo wel weer oké. Ik denk omdat ik geen blaas meer heb dat het vocht een andere uitgang zoekt,' zeg ik lachend tussen het huilen door.

Even later ben ik uitgehuild. Remona zit naast me en houdt me vast. Ik weet niet wat ik moet zeggen.

'Ik ga vanavond toch maar basketballen. Ik voel me niet helemaal fit, maar misschien wordt het hierna alleen nog maar slechter. Laat ik maar gaan, nu het nog kan.'

DOOD TUSSEN NEUS EN LIPPEN

25 september 2019

'*What do you say to the Lord of Death? Not today!*'

Onze oppas is op het laatste moment ziek geworden. Daarom nemen we Livia en James mee naar het ziekenhuis. Mijn vader en zijn vrouw komen ook. Mijn vader om bij het gesprek met de artsen aanwezig te zijn en zijn vrouw om dan even op de kleinkinderen te passen.

We komen op de afdeling en krijgen een kamer toegewezen. Het is de kamer waar ik negen maanden geleden mijn eerste chemo kreeg toegediend.

Mijn vader, Remona en ik zijn net een paar minuten in de kamer als mijn uroloog en oncoloog binnen komen lopen.

We gaan in een kringetje in de kamer zitten. De artsen aan de ene kant op klapstoeltjes. Daartegenover mijn vader, Remona en ik. Op een verjaardagsfeestje zou het misschien nog gezellig zijn, misschien met wat chocolaatjes en chips in het midden. Maar vandaag is dat er niet. Dit is bittere ernst.

De uroloog bevestigt nogmaals dat er blaaskankercellen zijn gevonden. Hij legt uit dat eerst mijn infectie moet worden bestreden. Daarvoor moet ik aan een antibiotica-infuus. Pas als de infectie weg is, kan ik aan de behandeling van de tumor beginnen.

Aangezien mijn tumor niet gevoelig is voor chemo, is dat geen optie meer. Bestraling heeft volgens de artsen ook geen zin, aangezien de kanker zich verspreidt via mijn lymfesysteem. Dat betekent dat voor mij immunotherapie de enige mogelijkheid is. Immunotherapie is een relatief nieuwe behandeling tegen kanker, waarbij het eigen immuunsysteem van de patiënt wordt 'geleerd' om de kankercellen aan te vallen. Ik heb me hier al eerder in verdiept. Een hoogleraar vertelde ons dat het maar bij 20 procent van de patiënten effect heeft.

Ik denk dat we al zo'n tien minuten over de praktische planning van de antibioticakuur, de frequentie en bijwerkingen van de immunotherapie hebben gesproken, wanneer mijn oncoloog tussen neus en lippen door zegt: 'Het is wel belangrijk om te zeggen dat immunotherapie een palliatieve behandeling is.'

'Wat wil dat zeggen?' vraag ik.

Met zachte stem zegt hij: 'Dat er geen genezing meer mogelijk is, alleen maar een langere en betere kwaliteit van leven.'

Zei mijn arts nou net gewoon eventjes tussen neus en lippen door dat ik hier nu sowieso dood aan ga? Maar misschien ietsje later?

Mijn oncoloog vertelt vervolgens dat wanneer immunotherapie goed aanslaat, dit meestal maar twee jaar duurt. Uiteindelijk is kanker zo'n sluw diertje dat het dan wel weer een andere weg vindt...

Mooi. Er is maar één mogelijk medicijn voor me. En als ik het geluk heb dat het werkt, dan is dat maar voor twee jaar. Fuck. Maar waarom stort ik nu niet van ellende in elkaar? Waarom huil ik niet?

Geef ik al zo lang lezingen over omgaan met tegenslagen dat ik dit soort dingen ook zo – paf – naast me neerleg? Voelt het nou zo bizar en onwerkelijk om dit soort nieuws te horen dat ik het gewoon niet geloof? Zou iedere patiënt die dit te horen krijgt dit nou hebben? Dat je denkt: ja dokter, u zegt nou wel dat er geen opties meer zijn, maar dát zullen we nog wel eventjes zien! Maar heb ik geen goede reden om te denken: de artsen zijn te pessimistisch? Ik moet denken aan de laatste presentatie van Peter Paul over zijn wondermedicijn van drie maanden geleden. Waar hij de geweldige resultaten van hét medicijn liet zien. Als het op mensen net zo goed werkt als op de proefdieren, zou bijna elke kankersoort voortaan te genezen zijn. Het medicijn moest alleen nog door fase 1 van het onderzoek (testen op gezonde mensen of er geen dodelijke bijwerkingen zijn) en dan zou het misschien al op mensen mogen worden getest die 'terminaal' zijn. Kut... ben ik nu terminaal? Ik heb me altijd voorgenomen om nooit aan mijn artsen te vragen wat mijn kansen zijn en hoe lang ik nog heb. Ga ik nu zéker niet aan ze vragen. Ik denk dat ik niet zou kunnen dealen met het antwoord.

Maar als ik net wel min of meer tussen de regels door mijn doodvonnis heb gehoord, waarom ben ik daar dan zo gelaten onder? Mijn god, ik zal Livia en James niet zien opgroeien. Ik zal Remona in de steek laten, die moet het straks zonder mij doen. Ik ga aftakelen en dood. Waarom is de klap niet groter?

Misschien omdat ik het onbewust heb voelen aankomen? Dat ik mezelf wel kan wijsmaken dat ik – met wietolie, kurkuma, liposomale vitamine C en een gezond dieet – kanker buiten de deur kon houden, maar dat ik altijd wel heb geweten dat mijn kansen al heel slecht waren. Al die lymfeklieren met kankercellen erin... Het was toch slechts een kwestie van tijd dat ik een slechte uitslag zou krijgen? Zo snel ook... Achteraf gezien is de kanker eigenlijk nooit weg geweest.

Is er eerlijk gezegd één moment geweest de afgelopen tijd dat ik écht dacht dat ik de zeventig nog zou halen? Was ik niet juist al heel bewust mijn testament aan het bijwerken en onze bruiloft aan het plannen, omdat ik voelde dat dit gewoon snel geregeld moest zijn?

Ik probeer aan de toekomst te denken en het lijkt me net zo realistisch dat ik binnen enkele maanden aftakel, als dat er op het laatste moment toch nog ergens het juiste medicijn wordt gevonden dat me gaat redden.

Want ik kan me hier nu verdomme toch niet bij neerleggen?

Moet ik niet minimaal strijdend ten onder gaan? Ben ik dat niet verplicht aan Livia en James?

Eerst immunotherapie. Daarmee tijd kopen. Vervolgens elke trial aangrijpen die kansen biedt, hoe klein ook. Wie weet is er nog wel een manier om aan de dood te ontsnappen. Peter Paul heeft het nooit hardop uitgesproken, dat kan hij ook niet maken. Maar als ik hem sprak, gaf hij me toch het gevoel dat hij me nooit zou laten stikken. Ik kan het me verbeelden, maar ik heb altijd het beeld gehad dat als het medicijn nog niet helemaal klaar was en ik op mijn sterfbed zou liggen, ik opeens een anonieme envelop onder de deur door geschoven zou krijgen met een goudglanzend pilletje erin. Het wondermedicijn? Wie zou het weten. Ik pak een glas water. Slik de pil door en de kanker verdwijnt als sneeuw voor de zon.

De artsen nemen afscheid en wensen ons sterkte. Mijn vader, Remona en ik blijven achter. We kijken elkaar aan. We zijn stil. Eigenlijk valt er niet zoveel te zeggen.

Dan bekruipt me opeens de gedachte: hoe vertel ik dit in hemelsnaam aan de rest van de familie?

Ik zou niet weten hoe ik zou moeten beginnen. Maar erger ook: hoe zou ik om moeten gaan met hun verdriet en emoties? Ik merk dat ik me op dit moment op een gekke manier toch wel sterk en pragmatisch voel, ook nog een beetje hoopvol – of ben ik in ontkenning? Maar hoe beïnvloedt het mijn gesteldheid als iedereen verdriet heeft om mij? Of als mensen zich zorgen maken? Ik wil helemaal niet dat iedereen eerst aan de naderende dood denkt als ze me zien.

Zouden mensen me nog boeken voor optredens? Of zouden ze nog naar mij in het theater willen kijken als ze zouden weten wat de artsen me net verteld hebben? Het lijkt me ongemakkelijk om naar oppervlakkige theatergrapjes te luisteren van iemand die bijna doodgaat. Ja, of ik moet mijn theaterprogramma helemaal omgooien en het alléén nog maar hierover gaan hebben. Zou een mooi programma opleveren, maar zou ook zonde zijn van mijn andere programma, waar ik toch een jaar aan gewerkt heb...

Maar ja, wie weet ben ik in januari fysiek al niet meer in staat om het theater in te gaan. Dan moet ik het toch afblazen...

Wat gek dat ik dit soort vreselijk nieuws krijg, en dat ik me dan druk ga zitten maken om mijn optredens.

Maar goed, als ik ooit nog wil optreden voor een onbevangen publiek, een publiek dat niet bij alles wat ik zeg denkt: deze gozer heeft niet lang meer, dan moet ik vandaag goed nadenken over wie ik dit nieuws toevertrouw.

Ik leg aan Remona en mijn vader uit dat ik bang ben dat als dit nieuws naar buiten komt, ik geen boekingen meer krijg voor optredens, en dat ik nooit meer onbevangen zou kunnen optreden. Daarnaast vertel ik dat ik vorige week gemerkt heb dat zelfs het abces niet door iedereen in de familie stil kon worden gehouden, dus dan zou dit geheim het al helemaal niet lang volhouden. Als ik het aan de hele familie vertel, dan komt het binnen de kortste keren ergens op een redactie terecht.

Mijn conclusie: dan moeten we het voorlopig maar even aan niemand vertellen. Laat ik het de komende tijd stilhouden tot ik weet wat ik ermee wil. Je kunt het nooit meer on-vertellen. Misschien is het ook wel fijner om straks te trouwen zonder dat iemand dit weet. Daar moeten Remona en ik ook aan denken. Ik ben niemand verplicht te vertellen hoe het precies zit met mijn gezondheid, en hoewel het ook wat gek en tegennatuurlijk voelt om dit soort nieuws te horen en daar zelfs mijn broer niet over te informeren, voelt het wel goed om het eerst even bij onszelf te laten bezinken. Er is straks echt nog tijd genoeg om het bekend te maken. Onze zwangerschappen hebben we ook eerst een paar maanden voor onszelf gehouden voordat de familie en de buitenwereld het te horen kregen.

Ik app de familie dat ik zoveel ontstekingen heb dat de artsen niets kunnen zeggen over kanker. (Was het maar waar!) Dat er eerst werk moet worden gemaakt van mijn infecties voordat er echt kan worden uitgesloten dat er iets kwaadaardigs speelt. Daarmee koop ik als het goed is wel een paar weken waarin ik kan bedenken wie ik het echte verhaal vertel, en hoe.

Of ik houd het gewoon tot het laatste moment geheim. Lijkt me sowieso fijner voor onze bruiloft. Dat niet alle aanwezigen tijdens het jawoord aan mijn naderende dood denken. Of ik doe het zoals bij David Bowie, waarbij ook bijna niemand wist dat hij ziek was.

BRADLEY HEEFT GEEN PAPA

26 september 2019

Remona en ik hebben zoals altijd veel steun aan elkaar. Op een of andere manier is het nieuws van gisteren niet ingeslagen als een bom. We zijn er beiden gelaten onder. We vallen terug in ons mantra: meedeinen met de golven en per dag kijken wat er gedaan moet worden. Kortom: eerst de antibioticakuur tegen de infectie en daarna het nieuwe hoofdstuk in ons kankeravontuur. Het heeft niet zoveel zin om te ver vooruit te kijken.

Maar ik merk wel dat het in mijn achterhoofd blijft malen. Ik word om drie uur 's nachts wakker en hoewel ik nergens aan probeer te denken, lukt het me pas om zes uur om weer in slaap te vallen. Ook niet handig, maar dat heb je niet altijd in de hand.

James en Livia zijn altijd een goede afleiding. We hebben onze handen vol aan hen; er heerst weer van alles op het kinderdagverblijf en James is daar zo ziek van dat hij thuis moet blijven, wat ook weer allerlei gedoe oplevert. Zelf moet ik even voorzichtig zijn dat ik niet door hem word aangestoken, Remona moet patiënten afzeggen om voor hem te zorgen. Gelukkig kunnen we hem naar oma brengen waar hij een nachtje kan logeren, wat ons even rust geeft.

We zitten 's avonds aan tafel met Livia. Ze heeft vandaag bij haar vriendje Bradley gespeeld. Bradleys moeder is alleenstaand. Livia zegt: 'Bradley heeft geen papa. Ik heb wel een papa!'

Ik rol even van tafel en begin weer onbedaarlijk te huilen. Hoe lang nog?

SLECHT NIEUWS DELEN MET MIJN MOEDER

28 september 2019

Na een paar dagen overpeinzen ben ik tot de conclusie gekomen dat ik het toch niet kan maken om mijn broertjes en mijn moeder niks te vertellen over het slechte nieuws dat mijn artsen voor me hadden.

Op een late vrijdagavond vraag ik mijn moeder en haar man om bij me langs te komen. Ongetwijfeld zullen ze aangevoeld hebben dat dit niet was zodat ik kon vragen of ze nog een extra muzikaal intermezzo konden verzorgen op onze bruiloft.

Ze gaan zitten en ik haal diep adem. Hoe vertel ik dit zonder in huilen uit te barsten? Nou, dat lukt sowieso niet. Ze kijken me verwachtingsvol aan en ik probeer te praten.

'Een paar dagen geleden… heb ik met mijn artsen gesproken…'

Ik begin al te snikken.

'Wacht even, hoor… Dit gaat me lukken.'

Ik probeer me te vermannen en vervolg: 'Er zijn toch alweer kankercellen gevonden. Ik ga nu zo snel mogelijk beginnen met immunotherapie. Maar wat ik me voorheen niet goed gerealiseerd heb: de kans dat dat aanslaat is slechts 20 procent… En áls het werkt, dan werkt het maximaal twee jaar. Het is dus niet gericht op genezing, maar om me extra tijd te geven. Mijn artsen denken niet dat ze me kunnen genezen.'

Mijn moeder krijgt tranen in haar ogen, ze staat op en geeft me een dikke knuffel. Ik denk dat de laatste vergelijkbare dikke knuffel meer dan vijfendertig jaar geleden is. Zo vaak knuffel ik niet meer met mijn moeder.

‘Ik weet niet wat ik moet zeggen,’ snikt mijn moeder.
‘Je hoeft ook niks te zeggen.’
Ook Jules, de man van mijn moeder, mengt zich in de knuffel.

Nu moet ik het mijn broertjes nog vertellen.

PENDELEN TUSSEN ZIEKENHUIS EN NOORDWIJK

4 oktober 2019

Mijn arts vond het belangrijk dat ik snel een antibioticakuur zou krijgen, aangezien inmiddels bekend was geworden welke bacteriën zich in mijn abcestumor bevonden. Leek mij een goed plan, alleen had ik al een jaar geleden toegezegd om een medisch congres in Noordwijk te presenteren. De opdrachtgever is erg loyaal aan me geweest. Toen bekend werd dat ik kanker had, liet hij mij weten er vertrouwen in te hebben dat ik op tijd hersteld zou zijn voor zijn congres en hij piekerde er niet over om een andere presentator te boeken. Een paar weken geleden had ik hem nog blij verteld dat ik me goed voelde en dat ik er zeker van was dat ik beschikbaar zou zijn. Maar nu wilde mijn arts dus dat ik aan het infuus ging, en dat moest toch echt in het ziekenhuis gebeuren.

Hij wilde echter wel constructief meewerken. Het infuus was toch maar een halfuurtje per dag en daarbuiten mocht ik van hem wel heen en weer naar Noordwijk, zodat ik niks van het congres hoefde te missen.

En dus belde ik opgewekt met mijn opdrachtgever dat ik ondanks het feit dat ik in het ziekenhuis zou worden opgenomen, ‘gewoon’ alle belangrijke momenten van het congres zou bijwonen.

Het congres zou op zondag beginnen en op vrijdag ging ik al naar het ziekenhuis voor mijn eerste dosis antibiotica. Een verpleegkundige kwam binnen met een bijzondere verrassing: ‘We hebben nog even naar je kuur gekeken. Het is niet één keer een halfuurtje per dag, maar deze behandeling is twee maal daags drie uur!’

Oei… Dat maakte het vooruitzicht voor de komende dagen wel ietsje anders. Hoe presenteer ik een driedaags congres als ik tegelijkertijd zes uur aan een infuus moet hangen in het ziekenhuis?

Nu was er de bijzondere situatie dat ik een internationaal urologiecongres ging presenteren, terwijl ik tegelijkertijd in het ziekenhuis was opgenomen op de afdeling Urologie. Ik denk dat ik de eerste dagvoorzitter in de wereld ben die zich in die situatie bevindt.

Aangezien het op het congres wemelde van de opgeleide verpleegkundigen die prima een infuus kunnen toedienen (onder wie een aantal uit mijn eigen ziekenhuis) suggereerde ik een infuuspaal mee in de auto te nemen en me het infuus in het hotel in Noordwijk toe te dienen. Maar dat was geen optie.

Gelukkig was er een coassistente met een oplossing. Er werd gekeken naar de uren waarop ik nodig was in Noordwijk. Meestal vroeg in de ochtend en later in de middag. Daartussendoor zou ik naar het ziekenhuis kunnen pendelen voor de eerste infuusdosis. Het schema hield ook in dat ik vijf nachten moest overnachten in het ziekenhuis voor de tweede dosis. Dat is even een flinke tegenvaller, maar goed, als ik daarna van mijn infectie af zou zijn en me fitter zou voelen, dan is het wel de moeite waard. Plus het feit dat ik buiten de uren dat ik niet aan het infuus hang ook naar huis mocht, en ik daardoor op de dagen dat er geen congres was 'gewoon' thuis kon eten en Livia en James naar bed kon brengen.

Toen ik aan de presentatie van het congres begon, wist ik niet zeker of ik het wel af kon maken. Ik was niet helemaal fit, en daarbovenop kwam het pendelen tussen Noordwijk en het ziekenhuis, waarvoor mijn broertje Brian zich beschikbaar had gesteld als mijn chauffeur. In mijn openingsmonoloog stelde ik mezelf voor, maakte eerst wat grapjes en vertelde toen over mijn ziekte en wat ik dit jaar allemaal had meegemaakt. Ik vertelde ook dat ik eigenlijk in het ziekenhuis was opgenomen, maar dat ik simpelweg heel graag dit congres wilde presenteren. Negen maanden ziekenhuis en nauwelijks werken, dat begint ook te vervelen. Het was heerlijk om weer op het podium te staan. Gelukkig was het een warm publiek, voelde ik me alweer iets fitter met dank aan de antibiotica en lukte het om alle verplichtingen op het congres tot een goed einde te brengen.

In het ziekenhuis kreeg ik te horen dat de artsen het verstandiger vonden om niet vijf, maar zeven dagen antibiotica te geven. Dat betekende dus een week niet thuis slapen, maar gelukkig wel 's avonds naar huis en dan rond een uurtje of tien weer terug naar het ziekenhuis. Wat nogal onhandig was, was dat door al het heen-en-weergereis mijn infuus regelmatig los kwam te zitten. Ik heb in één week drie keer meegemaakt dat het infuus niet in een bloedvat, maar los in mijn arm verdween. Toen het begon te jeuken, trok ik aan de bel. Vervolgens moest het infuus opnieuw worden geplaatst, vaak midden in de nacht, waarbij de verpleegkundigen opeens moeite hadden me te prikken en dit meerdere keren op rij pijnlijk verkeerd ging.

Na een week infuus met twee antibioticakuren tegelijk, wat mijn stoelgang danig in de war had geschopt en elke dag voor ongelukjes zorgde, had ik toch weer lichte koorts en de infectiewaarden in mijn bloed waren niet verminderd. Ik voelde me wel wat beter en fitter dan voorheen. De artsen vertelden me dat vanwege de kankercellen die om de infectie heen zitten het onmogelijk is om alle bacteriën weg te krijgen. Ik moet voor nu accepteren dat de infectie er is en zolang ik er niet ziek van word, doen we er niks aan.

EEN VAN DE VIJF

8 oktober 2019

8 oktober is de verjaardag van mijn vader, de sterfdag van mijn moeder én nu ook de dag dat mijn tumor een flinke douw krijgt te verwerken, want vandaag krijg ik de eerste immunotherapie.

Ja, mij is verteld dat de kans dat het werkt bij blaaskankeruitzaaiingen slechts 20 procent is, maar dat is simpel opgelost. Ik visualiseer mezelf in een bed. Naast me staan nog vier bedden met patiënten. Alle vijf de patiënten hebben dezelfde tumor en krijgen dezelfde immunotherapie. Alleen... en dat is echt verschrikkelijk voor die andere vier... bij mij slaat het aan en bij hen niet. Naar hoor... voor hen...

Maar wel echt superfijn voor mij: ik heb twee extra gezonde jaren de tijd met mijn gezin, waarin ik ook nog rustig op zoek kan naar een geschikte trial voor genezing. Die andere patiënten niet. Maar goed, ik ken ze ook niet.

NOTARIS

9 oktober 2019

Over een kleine twee maanden gaan we trouwen. Er moeten huwelijkse voorwaarden komen en ook onze testamenten worden meteen geactualiseerd. Het voelt vreemd dat toen we een hele tijd geleden bij de notaris op bezoek waren om alles voor te bereiden, mijn testament nog minder concreet voelde. Nu is er een raar soort urgentie, omdat het voelt alsof er een reële kans is dat mijn laatste wil op niet al te lange termijn van toepassing zal zijn.

Ik laat zelfs in mijn testament vastleggen dat mijn ingevroren zaad, mocht Remona dat ooit willen gebruiken als ze later nog een kindje wil en geen nieuwe partner weet te vinden, volledig tot haar beschikking staat. Je weet maar nooit.

Het voelt fijn dat alles goed geregeld is. Als er iets met mij gebeurt, dan hoeven Remona en de kinderen zich financieel nergens zorgen over te maken.

Over de echtscheidingsopties in de huwelijkse voorwaarden maak ik me minder zorgen. Ik zou het een mooie meevaller vinden als ik nog zo lang zou leven dat ik ooit nog toekom aan een scheiding. Bovendien kan ik het me ook niet voorstellen dat ik ooit bij Remona weg zou willen. Ja, dat zij ooit genoeg van mij zou krijgen, dat zou inderdaad nog wel kunnen. Maar wie dan leeft...

KUCHJE

11 oktober 2019

Ondanks de infectie en ondanks de tumor voel ik me goed genoeg om deze week drie optredens te doen. Een optreden waarin ik mijn kankerervaringen deel met oncologiepatiënten, een optreden voor medewerkers van de Rabobank over omgaan met verandering en een optreden voor de gemeente Bergen op Zoom in het kader van de Week van de Toegankelijkheid (waarin ik vooral mijn ervaringen met ontoegankelijkheid deel).

Fysiek ben ik goed in staat om naar het optreden toe te rijden, het optreden te doen, en weer terug te rijden naar huis. (Hoewel ik erg blij ben dat Remona meeging naar mijn laatste optreden in Bergen op Zoom, aangezien dat een pokkeneind rijden is en het wel heel fijn is dat zij dat voor haar rekening wilde nemen.)

Wat ik wel merk, is dat het allemaal wat zwaarder gaat. Terwijl ik normaal gesproken conditioneel anderhalf uur achter elkaar kan praten zonder dat het me moeite kost, moet ik nu af en toe even goed naar adem happen. Ik heb ook een klein kuchje waarvan ik niet weet of het een onschuldige verkoudheid is, of iets ernstigers. Ik laat het mijn oncoloog controleren en ze bezweert me dat ik me daar geen zorgen over hoef te maken. Mijn longen klinken schoon. Gelukkig.

WOEDE-UITBARSTING

13 oktober 2019

De afgelopen dagen is het elke avond een uitdaging om Livia in bed te krijgen. Voor een kind van tweeënhalf kan ze zichzelf ontzettend goed aan- en uitkleden. Dat mag ze dan ook altijd zelf doen. Alleen zoekt ze nu de grens op van wat Remona en ik accepteren als ze enorm 'tijd gaat rekken'.

Terwijl ze normaal meteen aan de slag gaat als we haar opdracht geven haar kleren uit te doen en haar pyjama aan te trekken, gaat ze nu enorm traineren. We hebben geen zin om uren op haar te wachten en als ons geduld op is, dan pakt Remona haar vast en kleedt haar uit. Maar dat pikt Livia niet. Ze begint te gillen alsof ze door een gemaskerde man in de bosjes wordt aangevallen.

Uiteindelijk wint Remona de fysieke strijd en heeft Livia haar pyjama aan. Maar ze loopt nog snotterend door de kamer, niet begrijpend welk 'onrecht' haar net is aangedaan.

Ik leg haar bij mij in bed en zeg dat ze rustig adem moet halen. Als ik iets fijn vind, is het om Livia te troosten. Ze komt bij me tot rust, ze biedt netjes haar excuses aan voor haar gedrag (ook dat proberen we er al jong in te krijgen) en we lezen haar *Jip en Janneke* voor. Ik ben blij dat ik een klein beetje kan bijdragen aan het oplossen van de woede-uitbarsting, aangezien Remona er in zoveel gevallen helemaal alleen voor staat met de kinderen, als ik in het ziekenhuis ben of mijn urenlange middagdutje doe.

INTIEMSTE GESPREK

14 oktober 2019

Begin dit jaar, ik denk dat het zo'n zes weken was nadat ik de diagnose kanker had gekregen, lagen Remona en ik 's nachts naast elkaar op bed. We lagen allebei wakker. Voor het eerst bespraken we de mogelijkheid dat dit 'avontuur' ook een verkeerde afloop zou kunnen hebben. Hoe positief we ook waren, dit was geen garantie voor succes en hoewel we het geen van beiden expliciet naar elkaar hadden benoemd, wisten we allebei dat 50 procent van de mensen die de diagnose kanker krijgt daar uiteindelijk aan overlijdt, en dat lot zou ook mij kunnen overkomen. Mijn mogelijk naderende dood had door mijn hoofd gespookt en door dat van Remona, zonder dat we dat hardop naar elkaar toe hadden uitgesproken. Maar hoe 'niet bang' je ook in elkaar zit, het is onmogelijk om te horen dat je kanker hebt zonder ook maar één moment Magere Hein al in gedachten op bezoek te krijgen.

Die ene nacht – begin dit jaar – durfde ik mijn mogelijke dood voor het eerst bij Remona ter sprake te brengen. Het werd een emotioneel gesprek, en tegelijk ook het intiemste gesprek dat ik ooit met iemand heb gehad. Met de moeder van je twee piepjonge kinderen praten over het scenario dat ze er binnenkort wellicht alleen voor zou komen te staan. We hebben gehuild en onze diepste angsten gedeeld. Ik probeerde Remona ervan te overtuigen dat wat er ook zou gebeuren; dat zélfs als ik dood zou gaan, het leven voor haar en de kinderen door zou gaan, dat mijn broertje Michel en ik ook gelukkige mensen zijn geworden ondanks het verlies van onze moeder op jonge leeftijd. Ik zei tegen haar dat ze sterk was, dat ze alles aankan, en dat er ongetwijfeld eerst een moeilijke tijd zou zijn, maar dat ze erbovenop zou komen. Dat ze wellicht iemand anders tegen zou komen met wie ze gelukkig zou worden, iemand die zich mede zou ontfermen over onze kinderen. Net zoals mijn moeder en Remona's tweede vader dat voor ons hadden gedaan.

Er vloeiden tranen, we knuffelden, en uiteindelijk gingen we slapen, nadat we elkaar probeerden te overtuigen van het feit dat het bij ons nooit zo ver zou komen.

Het was het intiemste en meest liefdevolle gesprek dat ik ooit met iemand had gehad. De volgende ochtend werd ik wakker en was het gesprek alleen nog maar een vage herinnering waar ik met heel veel moeite nog slechts flarden van kon reconstrueren. Als ik het had opgenomen of letterlijk had kunnen onthouden, was het ongetwijfeld het hoogtepunt van mijn boek geweest. Maar we zaten zo diep in ons gesprek dat ik niet bezig was met een latere herinnering.

Nu, bijna tien maanden later, lijkt de slechte afloop concreter. Ondanks het feit dat Remona en ik dat zo veel mogelijk proberen te verdringen en er niet aan willen denken, hebben we nogmaals een nachtelijk gesprek over mijn mogelijke overlijden.

'Weet je wat een rare gedachte ik laatst had... Ik dacht, mijn moeder heeft toen zij wist dat ze doodging mijn vader verteld dat mijn latere stiefmoeder (ons toenmalige buurmeisje en mijn oppas) misschien een goede opvolgster voor haar was. Moet ik nu ook een opvolger voor mezelf aanwijzen? Want ik denk dat mijn jongste broertje Brian als ik er niet meer ben heel goed zou kunnen helpen het gezin een tijdje op orde te houden. En wie weet wat daaruit zou voortvloeien...'

Remona begint te snikken. Dat was niet mijn bedoeling!

'Dus jij wilt zeggen dat Brian, als jij...'

'Eigenlijk wel.'

Remona snikt verder en ik probeer haar te troosten. Als ze tot bedaren is gekomen, bekent ze zelf ook af en toe met donkere gedachten te stoeien: 'Laatst vroeg ik me af of ik als jij er niet meer bent, nog wel in dit huis moet blijven wonen.'

'Dat hoeft helemaal niet. Als jij wilt verhuizen, mag dat natuurlijk.'

Het is opnieuw een intiem gesprek. Ik ben trots op ons dat we alles durven te bespreken, hoe pijnlijk ook. Uiteindelijk brengt absolute eerlijkheid ons dichter bij elkaar.

Ik merk dat ik een mogelijk slecht einde beter zou kunnen accepteren als ik weet dat Remona daar ook klaar voor is. En de enige manier om dat voor elkaar te krijgen, is door te praten.

BOOK OF MORMON

20 oktober 2019

Een beetje een vies verhaal, maar ik moet goed op mijn anus letten. Het zit namelijk zo: mijn abces/tumor drukt tegen mijn ruggenmerg aan. Als ik niet al een dwarslaesie had gehad, dan zou ik nu slecht ter been zijn geworden. Nou ja, geluk bij een ongeluk dat dat toch al stuk was.

De enige functie die voor mij erg belangrijk is en waarvoor ik direct aan de bel moet trekken op het moment dat die verslechtert, is mijn stoelgang. Ik heb het geluk dat ik ondanks mijn gedeeltelijke dwarslaesie nog een klein beetje controle heb over mijn anus. Ik kan het voelen als ik naar het toilet moet. (Hoewel dit wel een zwakker signaal is dan voor mijn dwarslaesie, waardoor ik de waarschuwing weleens kan missen, wat dan weer leidt tot vervelende ongelukjes.)

Na de operatie van april ben ik nog iets meer zenuwen in mijn onderste regionen kwijtgeraakt, waardoor het signaal nog iets subtieler is geworden. Maar in principe, als ik geen diarree heb, heb ik er nog wel redelijk controle over en kan ik nog steeds 'gewoon' naar het toilet. Ik neem elke dag probiotica in om mijn poep zo gezond mogelijk te houden en ik bestel zo nu en dan een stapel goedkope onderbroeken bij Zalando, zodat als er een keer iets misgaat ik de boxer direct in de vuilnisbak kan deponeren. Daar gaan we de wasmachine niet mee vervuilen.

Maar goed, de oncoloog heeft me verteld dat ik in de gaten moet houden dat mijn anus nog wel strak sluit. Mocht dat niet zo zijn, dan kan dat betekenen dat mijn abces/tumor te hard tegen de desbetreffende zenuw drukt en als we dan niet zo snel mogelijk gaan bestralen, dan loop ik het gevaar voorgoed incontinent te worden. Ik heb geen zin om dat er ook nog bij te hebben.

Het is zaterdag en ik heb in de ochtend een sanitair ongelukje gehad. Heel vervelend; ik weet niet precies hoe het heeft kunnen gebeuren, want ik was voor ons uitstapje toch echt goed naar het toilet geweest. Wellicht heb ik in de haast om op tijd op onze afspraak te komen een signaal gemist. Dat moet het zijn geweest.

In de avond hebben Remona en ik kaartjes voor *Book of Mormon*, een geweldige Amerikaanse musical in Carré. Vlak voordat we weggaan, ga ik nog even naar het toilet. Ik pak een latex handschoen om mijn anus te controleren en ik merk dat hij al volledig openstaat. Ik schrik; dit is waar de oncoloog me voor gewaarschuwd heeft.

Ik wil het avondje uit met Remona niet missen, dus ik besluit dat we gewoon naar de musical gaan en dat ik na de musical controleer of mijn anus weer gewoon sluit, of dat hij nog steeds openstaat. In dat geval zou ik naar de Spoedeisende Hulp moeten en het medische traject in moeten om zo snel mogelijk te gaan bestralen om mijn stoelgang te redden.

We komen aan in Carré. De musical is geweldig. In mijn achterhoofd maak ik me zorgen. Staat mij een nacht in het ziekenhuis te wachten vol risicovolle ingrepen of is het vals alarm?

Ik kijk naar Remona en ik zie dat ze met haar hoofd niet bij de musical is. Een zorgelijke blik staart in de verte. 'Gaat het?' vraag ik.

'Niet echt,' zegt ze.

Ik voel me klote, ik baal ervan dat er elke keer weer stom gedoe is en dat dat ten koste gaat van Remona's geluk. Als zij zich niet goed voelt, voel ik me ook niet goed. Ik weet dat ik er feitelijk niets aan kan doen, maar toch voel ik me enorm schuldig. 'Sorry dat ik je dit allemaal aandoe,' zeg ik.

'Je weet dat dat nergens op slaat,' antwoordt ze.

Mijn verdriet om Remona en mijn angst voor het medische traject dat me vannacht misschien te wachten staat, zorgen ervoor dat er tranen in mijn ogen opwellen. Ik heb geen zin in een jankpartij midden in Carré en probeer de boel maar binnen te houden.

Als we in de auto terug zitten, overleg ik met het ziekenhuis. Ze zeggen dat ik thuis naar het toilet moet gaan. Als mijn anus goed sluit, hoef ik niet te komen, en anders moet ik contact opnemen. Remona staart voor zich uit en zegt niks.

'Ik weet niet wie dit allemaal verzint, maar diegene is een enorme lul,' zeg ik.

Thuis duik ik meteen het toilet in. Ik doe een handschoen aan en voel. Gelukkig, mijn anus is gesloten en vervolgens komt er 'gewoon' een goede poepbeurt. Godzijdank, dan was het vals alarm en hoef ik niet naar het ziekenhuis.

Het is al laat. Ik ga op bed liggen en even later gaat Remona naast me liggen. Ze is nog steeds van slag. Ze wil direct gaan slapen.

Ik zeg: 'Moeten we niet nog even praten?' Maar daar heeft ze nu geen zin in.

'Ik ben er gewoon fysiek ziek van,' zegt ze.

Wederom duikt mijn schuldgevoel op. Ik moet huilen, ik begin te snikken, maar probeer dat ook te onderdrukken, want Remona gaat zich vast niet beter voelen van mijn verdriet. Hopelijk helpt het als we een nacht goed slapen en ziet de wereld er de volgende dag weer iets beter uit.

Ik val in slaap met mijn donkerste gedachte tot nu toe: is het niet voor iedereen beter als ik gewoon doodga, en er daarmee een eind komt aan alle zorgen en alle medische ingrepen? Dan is er even verdriet en kan daarna iedereen opnieuw beginnen. Behalve ik dan. Maar dan ben ik tenminste ook van al het gezeik af. Ergens kan ik me best voorstellen dat er een punt kan komen dat ik dat scenario prima zou kunnen accepteren. Ik vraag me af of Remona er misschien soms ook zo over denkt. Ik zou het haar op geen enkele manier kwalijk nemen. Wat doe ik mijn meisje aan met al mijn ellende? Zachtjes snikkend val ik in slaap.

AFTAKELING?

5 november 2019

Sinds ik zeventien jaar geleden mijn dwarslaesie kreeg, is het me (gelukkig) niet gebeurd: decubitus. Oftewel, een doorligplek. Maar inmiddels ben ik de trotse bezitter van een ranzige wond op mijn heup. Ik heb 'm te danken aan een aantal factoren: ten eerste ben ik het afgelopen jaar tien kilo afgevallen. Daardoor mis ik nu een beschermend vetlaagje, mijn huid is dunner en dus vatbaarder voor een plekje.

Vervolgens had ik een drain in mijn rechterbeen, waardoor ik niet op mijn buik en niet op mijn rechterzij kon liggen. Ik heb een keer een hele nacht op links geslapen. Vroeger kon dat gewoon, maar nu met mijn dunnere huid kan dat blijkbaar niet meer. Door mijn dwarslaesie voel ik geen pijn op het moment dat de huid te lang onder druk staat en daardoor slecht doorbloed wordt. Weefsel sterft af en ik heb niets in de gaten. De volgende dag had ik een blauwe plek op mijn heup. Ik snapte niet waar die vandaan kwam. Pas twee weken later, toen een deel van de blauwe plek donkerzwart begon te kleuren, had ik door wat er gebeurd moest zijn.

In het ziekenhuis werd door een chirurg een gedeelte van de dode huid weggesneden. Maar nog steeds was er een grote, donkere plek: als hij daarin zou snijden, zou hij ook goede huid beschadigen.

Later kwam er een wondverpleegkundige. Zij gaf me een honinggaas en een beschermende pleister. Het vette gaas zorgt ervoor dat de dode huid losweekt. In de tussentijd moet ik continu opletten dat er geen druk op de wond komt. Kortom: veel op bed liggen, op mijn andere zij. Een drukverminderend luchtkussentje in mijn rolstoel (waardoor ik tegelijk ook wat instabiel zit).

Helaas moet ik even afzeggen voor basketbal. De *strappings* van mijn rolstoel zitten precies op de plek van mijn heupwond. Ik kan niet het risico nemen daar iets te beschadigen. Ik wil graag vóór de bruiloft hersteld zijn, en daar heb ik nog maar drieënhalve week de tijd voor.

Mijn drukplek is niet mijn enige kwaal op dit moment. Ik heb vorige week vijf dagen op rij opgetreden. Dat ging geweldig, maar ik ben daar nu al een week van aan het bijkomen. Gelukkig heb ik deze week geen belangrijke dingen staan, dus ik kan het me ook wel permitteren even rustig aan te doen.

Ik vermoed dat mijn HB-waarde weer gezakt is. Ik voel me slap en moet echt mijn best doen om in actie te komen. Ik ga de komende dagen mijn bloed laten prikken. Mocht het HB dan onder de 5 zijn, dan mag ik een bloedtransfusie. Dat wil ik heel graag, want dat geeft me altijd wat extra energie. Bij mijn laatste meting was mijn HB 5,3, maar zoals ik me nu voel, moet dat nog lager zijn geworden.

De immunotherapie heeft een irritante bijwerking: jeuk! Ik heb nu een aantal dagen vooral 's nachts en na het douchen enorm irritante jeuk onder mijn oksels en aan mijn armen. Ik heb vandaag wat zalfjes gekocht, hopende dat dat wat verlichting geeft. Het is bijna niet te doen om met die jeuk in slaap te vallen. Daar komt nog bij dat ik een flinke verkoudheid heb opgelopen; mijn neus zit potdicht. Ook dat helpt me niet fijn de nacht in.

Daarnaast heb ik een schouderblessure. Dat kan er ook nog wel even bij. Als ik overstap van mijn bed naar de rolstoel, of andersom, of van de rolstoel naar de auto, dan doet dat pijn. Maar goed, ik kan moeilijk geen overstappen meer maken. Remona helpt me door mijn schouder te behandelen. De ene dag is-ie pijnlijker dan de andere.

Maar als ik op bed lig, en ik mijn decubituswond, stoma en draingaatje verzorg, vervolgens mijn oksels insmeer met anti-jeukzalf, de neusspray in mijn neusgaten spuit en daarna met een energieloos lichaam een pijnlijke overstap naar de rolstoel maak, vraag ik me af hoe ik dit vol moet houden. Is de aftakeling begonnen of is dit slechts tijdelijk ongemak?

OPNAMES *DE SLIMSTE MENS*

13 november 2019

Een paar maanden geleden kreeg ik een mail van het programma *De Slimste Mens*. Of ik dit winterseizoen mee wilde doen. Ik wist niet zeker of ze wel op de hoogte waren van het feit dat ik ziek ben;

ik ben er zelf ook maar niet over begonnen. Ik vind *De Slimste Mens* het leukste spelletje op de Nederlandse televisie en hoopte al heel lang dat ze me een keer zouden vragen. Ik heb meteen ja gezegd, en vervolgens ben ik heel hard gaan hopen dat ik fit genoeg zou zijn tegen de tijd dat de opnames zouden beginnen. Zo niet, dan kon ik altijd nog op het laatste moment afzeggen. De uitdaging: als je meerdere afleveringen in het spel blijft, dan heb je drie opnames per dag met daartussendoor een uurtje pauze. Conditioneel gaat dat lastig worden, maar goed, ik voel me toch langzaam iets beter sinds ik met de immunotherapie bezig ben gegaan, dus wie weet lukt het. En als ik er binnen één aflevering uit gekegeld word, dan maakt mijn conditie verder ook niet uit.

Ik heb een voordeeltje: mijn eerste deelname is tijdens de laatste opname van de dag. Dus mijn tegenstanders hebben meerdere opnames na elkaar gehad, en ik hoef er sowieso – voor nu – maar eentje.

Ik mag wel eerder naar de studio komen, zodat ik mijn tegenstanders alvast in actie kan zien tijdens de laatste aflevering, waar ik zelf niet in zit. Zo kan ik ze al een beetje bestuderen en in het spel komen.

Het is een bloedstollend spannende uitzending met drie scherpe kandidaten die overal een antwoord op lijken te hebben. Uiteindelijk gaan Aldith Hunkar en Marieke van de Zilver door naar de volgende aflevering. Intimiderend slimme dames, en ik schat de kans vrij reëel dat ik al na één keer meedoen naar huis zal moeten.

Tot mijn grote opluchting werden me veel dingen gevraagd waar ik wel een antwoord op had en eindigde ik nipt als 'Slimste van de Dag'. Gelukkig maar, want de opname had me al zoveel energie gekost dat ik geen puf meer had voor de eliminatiefinale. Ik was sowieso door naar de volgende aflevering! Die zou pas een paar dagen later opgenomen worden. Dat gaf me de tijd om naar mijn oncoloog te gaan met een bijzonder verzoek: aangezien ik misschien meerdere opnames van *De Slimste Mens* voor de boeg had, en aan het eind van de maand sowieso ook onze bruiloft, zou het me goed uitkomen om iets meer energie te hebben. Qua bloedwaarde heb ik nu een HB van 5,1, terwijl een HB van 4,9 mij recht zou geven op een bloedtransfusie. Gezien de bijzondere omstandigheden wilde mijn oncoloog me wel helpen en gaf hij zijn akkoord voor twee extra zakjes bloed.

BLIJVEN ZITTEN

17 november 2019

Wow, wat kan een beetje bloed van iemand anders een verschil maken, zeg! Ik voel me meteen een stuk fitter. Als het een beetje meezit, heb ik vandaag drie opnames van *De Slimste Mens*. Er is een bed geregeld voor in mijn kleedkamer. Tussen de opnames door kan ik een dutje doen. Mijn rechterschouder is nog steeds erg vervelend, maar inmiddels heb ik mezelf aangeleerd om elke overstap vanuit mijn linkerschouder te initiëren. Op die manier kan ik in elk geval mijn auto uit, rolstoel in, *De Slimste Mens*-decorstoel in, rolstoel in, bed in en uit, et cetera. Inclusief toiletbezoekjes maak ik op een dag een flink aantal transfers, en bij allemaal moet ik mijn rechterarm ontzien.

De opnames zijn superleuk. Na al die maanden ziek thuiszitten is het ontzettend fijn om weer eens iets anders te doen. Het is gezellig met de presentatoren, de medekandidaten en de redactie. Bovendien blijk ik ook echt goed te zijn in het spelletje en blijf ik aflevering na aflevering zitten. Als Philip Freriks me vraagt wat mijn geheim is, antwoord ik dat 'blijven zitten' mijn specialiteit is.

Het is vermoeiend voor me om mee te doen; vooral bij de lange monologen van Maarten van Rossem tussen de rondes door lukt het me niet altijd om mijn aandacht erbij te houden. Maar omdat het zo leuk is, geeft het me ook veel energie. Ik kom met een brede glimlach thuis.

ZUURSTOF

26 november 2019

Nu ben ik redelijk fit, lekker bezig met *De Slimste Mens* en onze bruiloft staat zaterdag voor de deur. Wat kan er verkeerd gaan? Nou, in ons geval kan er altijd iets misgaan. James is namelijk benauwd. Hij is altijd wel een beetje aan het zagen als een verstokte roker. Hij is ooit bestempeld als een *happy wheezer*: een goed functionerend kind dat als het een beetje verkouden is heel veel slijm aanmaakt en dan meteen heel ziek klinkt.

We weten dit al langer, maar Remona vertrouwt het niet en gaat naar het ziekenhuis. Daar aangekomen blijkt hij te weinig zuurstof in zijn bloed te hebben, waarschijnlijk door een virusje. Voorlopig willen ze hem opnemen en extra zuurstof geven. Jeetje, wat zielig voor onze zoon, maar ook... Remona had al wat spanningen voor de bruiloft, nu ligt ze met hem in het ziekenhuis (want ze laat hem daar niet alleen). Plus het feit dat het nu niet zeker is dat hij bij onze trouwerij aanwezig kan zijn. Wat een enorm gemis zou dat zijn! Dat zou niet compleet voelen. Maar het hele feest uitstellen, dat kan ook niet. Gelukkig hebben we nog een aantal dagen. Ik begin gelijk te bellen, op zoek naar mobiele zuurstofapparaten, zodat James desnoods aan het zuurstof een paar uur op ons feest is. Daarna kan-ie dan weer naar het ziekenhuis. Het kan ook nooit eens gewoon makkelijk gaan.

FINALE

27 november 2019

James ligt nog steeds in het VUmc. Hij is stabiel, maar er is nog geen zicht op ontslag. Ik heb inmiddels een zuurstofapparaat in huis, voor het geval dat nodig is. In de tussentijd heb ik aan zeven reguliere afleveringen van *De Slimste Mens* meegedaan en ben daarmee als een-na-beste geplaatst voor de finaleweek. In de halve finale vielen zowat alle vragen mijn kant op, en nu ben ik verzekerd van een plek in de grote finale. Eigenlijk was mijn doel om zo veel mogelijk afleveringen mee te doen, omdat ik het zo leuk vond. Dat is gelukt. In de finale met twee kundige en slimme tegenspelers (Marieke van de Zilver en Khalid Kasem) is het ook een kwestie van geluk om op het juiste moment de juiste vraag te krijgen waarop je het antwoord weet.

Ik voel me vermoeid van twee lange weken met opnames, maar ik moet nog genoeg puf hebben voor deze laatste allesbepalende aflevering.

Aan het begin van de finale krijg ik veel vragen waar ik het antwoord op weet, waardoor ik al snel een voorsprong opbouw. Het nadeel is wel dat zolang ik die voorsprong heb, de andere kandidaten altijd eerst antwoorden mogen aanvullen, waardoor ze hun achterstand ook weer kunnen inlopen.

Ik krijg een lastige vraag waarbij ik moet zeggen welke speciale tekens bij welke cijfers horen op een toetsenbord. Ik weet er maar twee van de acht. Ik houd slechts een krappe voorsprong over in de laatste ronde. Als Khalid en Marieke allebei vier van de vijf goede antwoorden op hun vraag weten, en Khalid ook nog eens een antwoord weet aan te vullen op de vraag van Marieke, heb ik opeens een achterstand en moet ik flink scoren op mijn laatste vraag.

Ik krijg een fragment te zien over Frank Masmeijer. Direct weet ik zijn naam te noemen, de naam van de *Holidayshow* en het feit dat hij gepakt is voor drugssmokkel. Met deze antwoorden sta ik tweede, net genoeg om me te plaatsen voor de eindstrijd. Maar dan moet ik hopen dat Khalid geen antwoorden meer over Frank Masmeijer weet aan te vullen.

Ik kom niet op de ontbrekende twee antwoorden, en gok dat dat Khalid dan ook niet zal lukken. Maar zodra ik 'pas' zeg, vult Khalid aan: 'België'. O wat stom, schaakmat. Ik lig eruit!

Al snel realiseer ik me dat ik er net zo goed na één aflevering uit had kunnen liggen, dat het al een wonder is dat ik zoveel energie had om negen afleveringen mee te kunnen doen, en dat ik over een paar dagen ga trouwen, wat nog veel gaver en leuker is. Ik accepteer mijn 'verlies' en kijk terug op een heerlijke afleiding na een jaar van ziekte.

VALREEP

29 november 2019

Gelukkig! Gelukkig! James is stabiel genoeg om naar huis te mogen komen. Hij blijkt een RS-virus te hebben gehad... maar dat gaat nu beter. Dus Remona en James komen thuis! Net op tijd voor de bruiloft. Mijn arme bruid heeft gewoon de laatste dagen wakker gelegen in een klein eenpersoonsbed op een ziekenhuiskamer op de kinderafdeling. Ze is doodmoe; hopelijk heeft ze nog wel puf voor de bruiloft. En James' gezicht heeft nog rode striemen als gevolg van het zuurstofmasker. Maar hij lacht, komt best goed over en is eindelijk weer bij ons. Gelukkig kan hij mee naar het feest zaterdag. De zuurstoftank die ik voor de zekerheid geregeld had, staat ongebruikt in de hoek van zijn kamer.

BRUILOFT

30 november 2019

De dag waar Remona en ik al maanden naar uitkijken: onze bruiloft! We hebben het tot in de puntjes georganiseerd. Er is een prachtige locatie, heerlijk eten, een geweldige spreker voor de ceremonie, een briljante band. We doen alles achter elkaar: etentje, ceremonie en feest – allemaal op dezelfde locatie.

Mijn grootste zorg was dat ik vandaag geen energie zou hebben en dat daardoor het feest in het water zou vallen met een bruidegom die uitgeput op een bank ligt.

Voor de zekerheid hebben we besloten de uitgebreide fotoshoot niet op onze trouwdag te doen. Dat doen we een week later. Zonde van de energie.

Gelukkig voel ik me goed. De bloedtransfusie van vorige week doet nog steeds goed zijn werk en ik heb zelfvertrouwen gekregen van de intensieve opnames van *De Slimste Mens*, die ik ook goed heb doorstaan.

Remona en ik hebben elkaar brieven geschreven die we mogen openmaken en lezen tijdens het aankleden. Ik open Remona's brief. Ze had me verteld dat ik er niet te veel van moest verwachten. Ze vindt dat ze niet zo goed kan schrijven. Maar het is de mooiste brief die ik ooit heb gelezen! Zoveel liefde heb ik nog nooit op papier zien staan. Jeetje, ik ben door de jaren heen weleens onzeker geweest. Dacht dat Remona te goed voor me was en elk moment zou kunnen vertrekken. Maar het blijkt dat ze al vanaf het begin wist dat ik de liefde van haar leven ben! (Had dat even gezegd.) Ik lees de brief terwijl mijn tranen op het papier vallen.

Mijn broertje Brian helpt me in mijn schoenen en trouwpak. We gaan naar de feestzaal. Daar ga ik Remona voor het eerst in haar trouwjurk zien.

Gespannen wacht ik voor de deur waarachter Remona vandaan gaat komen. In gedachten hoor ik Carry Tefsen schreeuwen: 'Op goed geluk!'

Daar verschijnt Remona. Haar jurk is perfect, ze is prachtig opgemaakt. Ik kan gewoon niet geloven dat ik met deze vrouw mag trouwen. Livia en James komen erbij. Ook Livia heeft een soort trouwjurk aan. Ze roept al weken dat zij ook met ons gaat trouwen. James ziet er stoer uit in zijn kleine kostuum. Dit is ons gezin, ik glunder van trots. En straks zijn we voor de rest van ons leven samen. Herstel. Voor de rest van míjn leven.

Tijdens het eten worden we warm toegesproken door familie en vrienden. De ene speech is nog mooier en emotioneler dan de andere. Ik laat mijn tranen de vrije loop.

Tussendoor ga ik even twintig minuten liggen om te rusten. Ik lig achter in de keuken, terwijl onze gasten koffiedrinken. Maar ik voel me gelukkig nog fit.

Dan gaan we naar de trouwzaal. Ik ga eerst naar binnen met James op mijn schoot. Ik geef hem aan zijn oma. Ik rol het podium op. Er is een prachtige choepa gemaakt. Een Joods gebruik: een soort tent met bloemen waar het bruidspaar onder mag zitten. Mijn zusje Naomi begint met een vioolsolo, de deuren zwaaien open en Remona en Livia schrijden over de witte loper. Ze zien er geweldig uit. Remona straalt. Ze maken samen een dansje en dan komt Remona naast me zitten.

Michiel Peereboom, de beste dagvoorzitter met wie ik ooit heb gewerkt, begint aan zijn toespraak. Hij heeft een komische monoloog geschreven over mijn leven, Remona's leven en hoe we bij elkaar kwamen. Het is nog hilarischer dan dat ik het van tevoren ingeschat had. Ik huil van het lachen. Hij vertelt over onze eerste ontmoeting op Sportcentrum Papendal. Ik trainde daar als rolstoelbasketballer voor het Nederlands team en Remona was als atlete op weg naar de Olympische Spelen van 2012.

Ik had net voordat ik Remona voor het eerst langs mijn auto zag lopen een fout versierboek gelezen. Daarin stond dat ik binnen drie seconden iets willekeurigs moest zeggen als ik een interessante vrouw zag. Dan had ik geen echte openingszin nodig. Ik had die truc nog nooit gebruikt. Ik zag Remona, was direct onder de indruk en riep: 'Mag ik jou wat vragen, welke sport doe jij?' Briljante vraag op Papendal. Michiel Peereboom rekende voor dat op basis van Remona's persoonlijke record op de 200 meter het maar goed was dat ik binnen drie seconden wat gezegd heb. Want als ik dat binnen acht seconden had gedaan, was ze al zeker 30 meter verderop geweest.

Na Michiel was het tijd voor de babs, die ons de formele vragen ging stellen. 'Marc de Hond, neem jij...?' Ik schreeuwde direct: 'JA!'

De vraag moest officieel nog even afgemaakt worden. Nadat we beiden ons jawoord hadden uitgesproken, kwam Livia de ringen brengen.

Ik denk dat de avond in de top 3 van mooiste momenten van mijn leven staat. Na de geboortes van Livia en James.

Na de taart is het tijd voor het feest. De band is nog tien keer beter dan ik verwacht had. Remona en ik hebben een dans ingestudeerd. Onze truc was om het kort te houden, zodat het mensen niet zou opvallen dat we eigenlijk niet kunnen dansen. De band speelt 'ons nummer' live. Het is 'This old love' van Lior, waarvan het refrein luidt: *Let's grow old together*. Ik liet het Remona op onze eerste date horen, omdat ik het zo mooi vond. Achteraf een beetje een gek nummer voor een eerste date. Maar nu is de tekst toepasselijk: we willen samen heel oud worden. Hoe klein die kans ook is. Normaal zou ik het niet droog hebben gehouden bij dit nummer, maar omdat we deze week elke avond geoefend hebben, zijn de scherpe randjes er voor mij een beetje af. Plus het feit dat ik me moet concentreren op onze dansmoves.

Daarna barst het feest los. Onze honderdvijftig gasten bestormen de dansvloer en komen er pas om één uur 's nachts weer van af. Ik voel me geen moment ziek en ben geen moment bezig met mijn mogelijke dood. En omdat de gasten van niks weten, zijn zij daar ook niet mee bezig. Het had niet mooier kunnen zijn.

En niemand dacht aan kanker of mijn aanstaande dood. Zelfs ik niet.

COMMERCIËLE OPTREDENS

3 december 2019

Nu ik me goed voel en niemand de status van mijn kanker weet, kan ik weer meer commerciële optredens doen. Bedrijven die aan de vooravond staan van een grote verandering boeken mij om te vertellen hoe ik met mijn grote verandering ben omgegaan: het krijgen van een dwarslaesie. Ik vertel niet wat er in 2002 misging met mijn rug, maar juist hoe ik dat uiteindelijk heb omarmd. De directeuren van de bedrijven denken dat mijn motiverende verhaal het personeel kan inspireren om de reorganisatie als een uitdaging te zien, in plaats van als een onoverkomelijk probleem. Ik heb door de jaren heen wel bij honderden bedrijven mijn act opgevoerd. Ik beheers 'm inmiddels tot in de puntjes. Maak mij midden in de nacht wakker en ik ratel 'm af, inclusief een waslijst aan goede en iets minder goede grappen.

De bedrijven betalen netjes en ik vind het fijn om op het podium te kunnen staan tussen de theatertourtjes door. Zo blijf ik me ontwikkelen als artiest. Sinds ik in september met de immunotherapie ben begonnen en me beter ben gaan voelen, heb ik weer volop boekingen aangenomen en die gaan goed. Ik heb alleen niet de energie om ook nog eens file heen en file terug het land door te rijden. Bovendien zorgt mijn schouderblessure ervoor dat het lastig is om mijn rolstoel zelf de auto in en uit te tillen. Daarom vraag ik mijn broer Brian om mijn chauffeur te worden. Het is gezellig om met hem het land door te reizen. We kunnen erg met elkaar lachen, we hebben dezelfde galgenhumor, en hij geeft me goede feedback op mijn optredens. Nu ik mijn werk weer 'gewoon' doe en me goed voel, lijkt het normale leven teruggekeerd. Ik vergeet af en toe wat er op de lange termijn waarschijnlijk boven mijn hoofd hangt, en dat geldt ook voor Remona. Maar ik denk dat dat ook wel goed is.

ONDERMIJNING

7 december 2019

Nooit te vroeg juichen. Ik had het gevoel dat mijn normale leven weer wat hervat was, maar dan wel met extra handicaps. De decubitusplek op mijn linkerheup leek goed te herstellen, maar inmiddels heeft er een plastisch chirurg eens goed naar gekeken en blijkt het helemaal mis te zijn. Er is namelijk enorme 'ondermijning'. Dat betekent dat de wond aan de oppervlakte best klein lijkt, maar dat daaronder allemaal dode huid zit. De chirurg steekt haar vinger in de wond en maakt een rondje van 360 graden.

'Hoe vaak wordt deze wond schoongemaakt?' vraagt ze.

'Ehm, niet? Er is me niet verteld dat dat moet.'

Ik krijg te horen dat de wond elke dag vanbinnen moet worden schoongespoeld en dat er dagelijks 10 meter lang en 1,25 centimeter smal lintgaas moet worden ingebracht met desinfecterend materiaal. Je wilt niet dat zo'n wond gaat infecteren. Daarna krijg ik nog wat extra nieuws waar ik niet blij van word: uiteindelijk zal er een grote hersteloperatie moeten worden gedaan aan de wond. Er moet goede huid van mijn billen naar mijn heup worden verplaatst. Na zo'n ingreep ben ik een week in het ziekenhuis en nog eens vijf weken in het revalidatiecentrum om te herstellen. Nou, dat komt lekker uit! Ik zie mijn aanstaande theatertour alweer in het water vallen. De chirurg stelt me gerust en vertelt dat het waarschijnlijk wel moet lukken om – als we de wond goed schoonhouden – de operatie uit te stellen tot na de theatertour. Maar zodra er sprake is van een infectie, dan houdt het op en zal ik de tour moeten cancelen. Lekker dan, vorig jaar ging-ie ook al niet door. Wat zullen de theaters blij met me zijn.

Remona oppert dat zij de wondverzorging wel wil doen. Dat betekent wel dat ze dagelijks zeker drie kwartier bezig is met het inbrengen van gaas in mijn wond. Ik vind het geweldig dat ze dit voor me overheeft. Dat ze het durft!

Mijn schouder wordt elke dag slechter. Ik heb tijdens de operatie vorig jaar zeven uur ondersteboven op mijn schouders geleund en blijkbaar is daarbij iets kapotgegaan. Het maakt alles moeilijker. Mijn benen doen al niks en nu moet ik alles ook nog met één arm doen. Remona verwijst me door naar een heel goede fysio, een excollega van haar, in de hoop dat hij het kan fixen. Want op deze manier ben ik pas echt gehandicapt.

Die avond zie ik een trotse Koning Willem-Alexander naast zijn jarige dochter Amalia op tv. Ze is zestien geworden. Opeens moet ik huilen. Ik ben jaloers. Ik wil ook naast Livia staan als ze zestien wordt.

NIEUW THEATERPROGRAMMA

9 december 2019

Nog een maand en dan hervat ik mijn theaterprogramma *Voortschrijdend inzicht*. De show die ik vorig jaar vanwege blaaskanker moest afzeggen. Het is een mooi programma met als rode draad: waarom praten we zo weinig over klimaatverandering, als dat eigenlijk het belangrijkste onderwerp voor onze toekomst is?

Ik ben begin 2018 begonnen met het schrijven van deze voorstelling. In de tussentijd is klimaatverandering (gelukkig) hoger op de agenda gekomen. Ik heb het gevoel dat mijn voorstelling minder urgent en relevant is dan dat-ie vorig jaar was. Bovendien heb ik een ander idee bedacht. Bij een optreden voor oncologiepatiënten zat een dame in het publiek. Ze had borstkanker. Ze maakte een grapje: 'Mijn man was nog sneller bij me weg dan mijn haar!' Daarna vertelde ze dat ze voor elke verjaardag van haar kinderen die ze wellicht door haar ziekte zou moeten missen alvast een verjaardagskaart had geschreven. Dat vond ik een prachtig idee en zoiets wilde ik ook voor Livia en James. Ik dacht aan mama Jasmin. Ze had vlak voor haar dood een audioboodschap voor mij en mijn broer Michel ingesproken. Die was ons altijd heel dierbaar geweest. Wat zou het mooi zijn – mocht het verkeerd met mij aflopen – als Livia en James mij alsnog zouden kunnen leren kennen.

Ik bedenk me dat er negenentwintig theateravonden voor me staan gepland. Stel nou dat ik allerlei bevriende topinterviewers vraag om me op het podium te interviewen. Elke avond over een ander aspect van mijn leven. Elke avond wordt gefilmd voor Livia en James. Mochten ze later nieuwsgierig naar me zijn, dan kunnen ze hun vader bingewatchen.

Ik stuur een videoboodschap naar mensen als Paul de Leeuw, Claudia de Breij, Humberto Tan, Coen Verbraak en Eva Jinek of ze mee willen werken. Stuk voor stuk stemmen ze toe. Wat fantastisch. Dit kan iets heel moois worden voor mijn kinderen, en voelt daarnaast veel beter om mijn spaarzame tijd aan te besteden dan een achterhaald verhaal over klimaatverandering.

In korte tijd heb ik negenentwintig geweldige mensen overtuigd om mee te werken. Ik moet nog even puzzelen met het schema: wanneer komt wie in actie? Maar ook dat lukt. Ik verheug me intens op een bijzondere tour. Volledig geïmproviseerd een terugblik op mijn leven met regelmatig ook vrienden en familie die als extra gast aanschuiven om herinneringen op te halen.

FOUNDATION ONE

12 december 2019

In Rotterdam worden via de contacten van Peter Paul mijn DNA en het DNA van mijn tumor volledig geanalyseerd. Het is een langdurig en ingewikkeld proces, maar de hoop is dat op basis hiervan de juiste experimentele trials worden gevonden die mijn kanker kunnen aanvallen als straks de immunotherapie niet meer werkt. Zo knap dat dit tegenwoordig kan.

Er bestaat ook een bedrijf, Foundation One, dat ongeveer hetzelfde doet maar dan wat oppervlakkiger en sneller. Het heeft veel voeten in de aarde om al het materiaal aan te leveren vanuit het ziekenhuis aan het Amerikaanse bedrijf, dat op het laatste moment toch een lab in Duitsland blijkt te hebben. Daar kwamen we pas achter toen mijn tumor al naar New York was verzonden, waardoor mijn kanker even een rondje om de wereld maakte.

Al snel volgt de uitslag. Ik blijk de BRCA1-afwijking te hebben. De genetische afwijking voor borstkanker. Dat verbaast me niks. Mijn moeder is er jong aan overleden, en in haar familie was ze niet de enige.

Livia heeft 50 procent kans dat ze dezelfde afwijking heeft. Als ze volwassen is, mag ze zich laten testen. Ik maak me weinig zorgen. In 2040 zullen ze toch wel eindelijk een medicijn tegen kanker hebben? Als Peter Paul het dan nog steeds niet voor elkaar heeft...

Er blijkt wel meer uit de Foundation One-bevindingen, interessante info voor mijn oncoloog. Bijvoorbeeld dat ik goede kans maak dat immunotherapie bij mij werkt. Maar daar waren we al wel achter.

Tot een concrete trial leidt het voorlopig niet. Hopelijk komt dat nog.

DISCREPANTIE

19 december 2019

Terwijl ik eerst nog weleens buiten adem was na een optreden, treed ik nu op alsof er echt niks aan de hand is. Ik ga één keer in de drie weken naar het ziekenhuis voor mijn immunotherapie. Dan wordt ook altijd mijn bloed getest. Keer op keer verbeteren al mijn waarden. Het gekke is: hoe beter ik me fysiek voel, hoe verder weg het noodlot lijkt.

Het ernstige gesprek van afgelopen september met mijn artsen lijkt slechts een vage herinnering en ik leef weer 'gewoon' mijn leven. Optreden, leuke uitstapjes met de kinderen, etentjes met Remona… De dood voelt heel ver weg. Als ik me zo goed voel als nu, dan kan er toch niks misgaan? Ik hoorde van een kennis dat ze al vier jaar stabiel was met immunotherapie. Dat vind ik goed klinken. Kanker verdwijnt naar mijn achterhoofd. Ik leef. Dat er een grote discrepantie is tussen hoe ik me voel en wat er aan de binnenkant van mijn lijf gebeurt, is niet te bevatten.

DE SLIMSTE MENS KIJKEN

15 januari 2020

Jonathan is in het land! Mijn Amerikaanse neef van 29 zit niet zo lekker in zijn vel en is een maand in Nederland om even bij te komen.

Johnny is extreem intelligent, lief en grappig. Hij heeft ook iets onbestemds. Hij heeft zijn draai in het leven nog niet echt gevonden. Dat stemt hem soms droevig.

Hij logeert bij mijn broer Brian. Als de maand goed bevalt, komt hij misschien wel een tijdje hier wonen. Ik ben dol op de jongste zoon van mijn oom uit Florida. Hij heeft precies dezelfde galgenhumor als Brian en ik, maar dan in strakke Amerikaanse oneliners. Ik heb me weleens afgevraagd of een carrière in stand-upcomedy niet iets voor hem zou zijn.

Hij is vanavond samen met Brian bij me op bezoek om naar de eerste uitzending te kijken van *De Slimste Mens* waarin ik te zien ben. De opnames zijn van zo'n twee maanden geleden, ik weet natuurlijk allang dat ik de grote finale haal, maar nu gaat Nederland me in actie zien. Ik ben wel een beetje moe, dus ik wil graag op bed kijken. Remona komt naast me liggen en Brian en Johnny gaan in een stoel zitten.

We kijken naar de uitzending, en hoewel Jonathan niet graag

Nederlands spreekt, verstaat hij wel alles. Gedurende de uitzending worden continu opmerkingen gemaakt – als ik het antwoord op een vraag niet weet, als ik een rare bek trek (dat doe ik nogal vaak, valt me zelf ook op) – en we praten over de beste tactieken om deze quiz te spelen. Ik krijg wel respect van de heren als blijkt dat ik de 'Slimste van de Dag' ben en daarmee geplaatst ben voor de volgende aflevering.

Ik vind het supergezellig, dus we spreken af om vaker te kijken. Waarmee ik stiekem een beetje verklap dat ik voorlopig nog niet uit het spel lig. Daar kan ik een flinke boete voor krijgen, maar dat weet de productie van *De Slimste Mens* niet.

We zappen door en zien beelden van Wuhan, een provincie in China. Het wordt geteisterd door een verschrikkelijk virus. Mensen moeten binnenblijven. We zien beelden van mensen die elkaar toezingen vanaf hun balkon.

THUISZORG

17 januari 2020

Mijn theatertour is inmiddels van start gegaan en het is geweldig. Ik word stevig aan de tand gevoeld door de topinterviewers die meewerken aan mijn project. Het levert prachtige verhalen op waar Livia en James later ongetwijfeld iets aan hebben, mocht ik er niet zelf voor ze kunnen zijn. Daarnaast heb ik een grappige openingsmonoloog geschreven waarin ik vooral veel grappen maak over mijn eerste jaar met kanker, die goed aanslaat bij het publiek. Ik leg uit dat als er iets heel groots en naars gebeurt waar je nauwelijks invloed op kunt uitoefenen, dat ridiculiseren de enige manier is om het te bedwingen. Belachelijk maken, dat geeft me een goed gevoel. Uiteraard niet altijd, er zijn momenten dat ik de ziekte en mijn mogelijke dood heel serieus neem, maar soms moet ik gewoon even los. Fijn dat het publiek daarin meegaat. Ik vertel ze ook over de filosofie van de lampjes die mijn vrouw en ik zelf ophangen in de tunnel. Na afloop van de voorstellingen krijg ik regelmatig te horen dat mensen dat ook gaan doen. Dat geeft me een goed gevoel. Wat geweldig dat ik dit negenentwintig avonden mag doen!

Inmiddels heeft Remona een hele tijd mijn wondverzorging gedaan. Maar het bleek toch iets te heftig om elke dag met haar vinger de open wond van haar man in te gaan om daar desinfecterend gaas in aan te brengen. Het is haar tegen gaan staan. Ik vond het al zo dapper van haar dat ze het überhaupt heeft aangedurfd. Ze is ook bang dat ze het niet goed genoeg doet en daarmee mij tekortdoet. Daarom hebben we besloten de wond toch maar door de thuiszorg te laten verzorgen.

Nu komen er diverse mensen om aan mijn wond te pielen. De een doet dat gedecideerder dan de ander. Ik heb een nogal ingewikkelde wond, en daar moet je echt de tijd voor nemen. Niet iedereen doet dat. Ik heb wel flink de tijd om de verschillende types te bestuderen. Er is er eentje bij die na elke handeling hardop 'zooooo…' zegt. Alsof ze zichzelf een schouderklopje geeft, zo van: die handeling heb ik netjes verricht, op naar de volgende. Een andere thuiszorgmedewerkster heeft een lichaam dat continu geluid maakt. Ik hoor gepiep en gekraak, voortdurend gezucht en ze klinkt altijd buiten adem. Ik moet echt mediteren om me er niet aan te ergeren. Je zou maar getrouwd zijn met iemand die zo klinkt. Dan is er ook nog eentje die elke handeling hardop benoemt. Alsof het een kookprogramma op tv is: 'Dan ga ik nu de AdvaCyn op het gaas spuiten. Ik doe een paar klodders extra. Ik ga nu het gaas eerst helemaal uitrollen. Nu ga ik het inbrengen.'

Het zijn allemaal hardwerkende en goedbedoelende mensen, maar ze zijn geen Remona. Ik had het idee dat zij mijn wond het best kende. Als het gaas na 24 uur uit de wond wordt gehaald, is het een beetje groen en ruikt het naar zweet. Dat betekent dat er nog een bacterie aanwezig is. Alleen als de wond elke dag consequent goed wordt behandeld, krijg je die bacterie eruit.

LIVIA'S FROZEN VERJAARDAG

26 januari 2020

Vandaag wordt Livia drie jaar. Ik moet terugdenken aan mijn derde verjaardag. Het was uiteindelijk drie weken voor mama Jasmins overlijden. Ze lag thuis heel ziek op bed. Mijn vader vertelde dat we geen feestje konden hebben. Maar ik werd 's ochtends door hem wakker gemaakt. Er was een verrassing voor me. Ik liep mee naar de slaapkamer van mijn ouders. Rondom mijn moeder zaten opa Sam, oma Jannie en oma Hilda. Ik kreeg een glijbaan cadeau. Toen kwam er een goochelaar de kamer binnen, die trucs deed en ballonfiguren toverde. Het was de laatste levendige herinnering aan mijn moeder. Ik weet zeker dat ik het nog écht weet, niet van foto's of verhalen, maar omdat het zoveel indruk maakte.

Livia's derde verjaardag zou, als alles tegenzit, ook weleens haar laatste verjaardag kunnen zijn waar ik bij ben. Aangezien ik me goed voel, en we elke gelegenheid aangrijpen om groots te vieren, pakken we flink uit. Er is de hele dag bezoek. Livia is een enorme fan van *Frozen*. Ze heeft een complete Elsa-outfit aan, inclusief lange blonde vlecht en handschoenen.

We hebben twee speciale taarten laten maken. In de ochtend en aan het eind van de middag snijden we een taart aan, om de visite wat te spreiden. Om halftwee komt de grote verrassing: via Marktplaats heeft Remona Anna en Elsa-lookalikes gevonden die in te huren zijn voor kinderfeestjes. Livia kijkt haar ogen uit als haar helden opeens aanbellen en in haar huis staan. Ruim een uur speelt Livia met haar vriendjes, neefjes en nichtjes spelletjes met Anna en Elsa, alsof het de normaalste zaak van de wereld is. Ik wil er geen moment van missen. Ze straalt; als dit geen levendige herinnering wordt... Voor mij en Remona in elk geval helder stralend licht in de tunnel.

SUPEROMA IS EEN STERRETJE

9 februari 2020

De oma van Remona, de moeder van haar moeder, is opgenomen in een hospice. Ze heeft veel pijn, weinig energie, maar haar lichaam zou nog best een tijd vooruit kunnen. Toch heeft ze besloten dat het genoeg is zo. Dus vandaag om vier uur stapt ze uit het leven.

Ze wilde graag haar achterkleinkinderen nog even zien. Dus gaan Remona en ik op zondagochtend met Livia en James op bezoek bij hun superoma. Het is heel bijzonder om tijd met iemand door te brengen op haar laatste dag. Zo dicht bij de dood ben ik niet meer geweest sinds mijn opa Sams laatste dag. Ik waakte toen voortdurend naast zijn bed. Ik vind oma heel dapper dat ze dit durft en dat ze het ook doorzet.

Ze speelt en knuffelt met de kinderen alsof er niks aan de hand is. Tussendoor vraag ik hoe ze haar uitvaartdienst voor zich ziet. Ze heeft bepaalde muziek in gedachten en die speel ik voor haar af op mijn iPhone.

Livia vraagt aan superoma of ze straks een sterretje wordt. Zo hebben Remona en ik aan Livia uitgelegd wat er met oma gebeurt als ze er niet meer is. Livia heeft een gipsen sterretje voor oma beschilderd. 'Die mag mee in de kist!' zegt oma.

Aan het begin van de middag neem ik de kinderen mee naar huis. Ik zeg een laatste keer gedag tegen de vrouw die er straks niet meer is. Remona en haar moeder blijven er tot het einde bij.

Als ik in de auto zit, met de kinderen achterin, hoor ik Livia beteuterd zeggen dat ze het stom vindt: 'Ik wil niet dat oma een ster wordt, ik wil dat ze mens blijft!'

Ik vraag me af of hun vader straks ook een sterretje is.

TIEN AVONDEN THEATER

28 februari 2020

Vanavond is alweer mijn tiende speciale theateravond voor Livia en James. Wat is de tijd omgevlogen, en wat heb ik genoten. Ik krijg enorm veel energie van de avonden, die allemaal anders zijn. Iedere interviewer werkt met een andere insteek. Janine Abbring deed een speciale editie van *Zomergasten* met mij, Kefah Allush sprak met mij over leven en dood in het kader van zijn programma *De Kist*, Jellie Brouwer zei dat ik foto's moest maken van dierbare spullen in mijn huis en aan de hand daarvan zouden we dan het gesprek aangaan, Claudia de Breij wilde mijn fouten en blunders bespreken, Sylvana Simons sprak met me over het jaar dat ik mijn dwarslaesie kreeg, met mijn toenmalige vriendin en fysio als special guests, en Hanneke en Gijs Groenteman interviewden mij met mijn stiefmoeder, die het bijzondere verhaal vertelde over hoe zij al snel na de dood van mama Jasmin de overstap maakte van buurmeisje en oppas naar de nieuwe grote liefde van mijn vader. Diezelfde avond biechtte mijn stiefmoeder op dat mijn 'copingmechanisme' om over alle ellende die mij overkomt grappen te maken voor haar weleens ongemakkelijk is. Later krijgt ze bijval van mijn schoonfamilie. Als ik iets vreemds zeg, schreeuwen zij in koor: 'Ongemakkelijk!' Later verbasterd naar 'OngeMarcelijk!'

Ik ga morgen een weekje op vakantie. We doen dus vanavond voorlopig de laatste. Sybrand en Martine van Omroep Max hebben ook een mooi thema om mij te interviewen: over mijn meest bijzondere vakanties. Aan de hand daarvan vertel ik mijn levensverhaal. Elke avond wordt gefilmd en voegt weer wat toe aan het document dat ik nalaat aan Livia en James voor later.

GRAN CANARIA

1 maart 2020

De ouders van Remona hebben een timesharingappartement op Gran Canaria. Elk jaar gaan ze er de eerste week van maart heen. Het is een enorm appartement, en alle kinderen en kleinkinderen die zin hebben om mee te gaan zijn van harte welkom. Ik ben al twee keer eerder meegegaan. Het is een prachtig complex waar je heerlijk tot rust kunt komen. De kinderen genieten er van het zwembad en het strand. Voordeel van een vakantie met mijn schoonouders is dat ze graag helpen met Livia en James, waardoor Remona extra tot rust kan komen. Vorig jaar zouden we meegaan, maar toen gooide kanker roet in het eten. Nu voelde ik me fit genoeg om de lange vliegreis aan te gaan. Toch is het geen pretje om urenlang met mijn verlamde lichaam van 1 meter 90, inclusief doorligplek, op een krappe vliegtuigstoel te zitten. Maar ik heb het graag over voor mijn gezin; ze hebben deze vakantie wel even verdiend.

In het appartement is de badkamer niet aangepast voor mensen met een beperking, de douche is wat krap en er is een drempeltje, waardoor ik alleen met hulp van Remona kan douchen. Wel is er een goede douchestoel die we kunnen huren bij het complex. Ideaal! Ik geef mijn zelfstandigheid graag een weekje op om deze vakantie mogelijk te maken.

Zelf kom ik ook tot rust. Ik zit lekker in de zon bij het zwembad en kijk hoe de kinderen zich daar uitleven. Het is jammer dat ik door de open wond nu niet zelf het water in kan. Voorgaande jaren heb ik hier nog met Livia gezwommen.

Ajax speelt drie keer tijdens de vakantie. Ik kijk samen met mijn schoonvader. De wedstrijden zijn niet om aan te zien. Zijn ze hun seizoen aan het vergooien?

In Nederland hebben mensen corona. Vooral in Brabant. Overal in de wereld zijn uitbraken. De beurskoersen kelderen. Tijdens deze vakantie zie ik de winst verdampen die ik de afgelopen jaren op de aandelenmarkt heb gemaakt. Zowat mijn duurste week ooit. Je wint weleens wat en je verliest wat, maar goed, ik beleg voor de lange termijn. Zodat er later een mooi bedrag is voor mijn kinderen.

ALLES VERANDERT

12 maart 2020

Dit belooft een mooie dag te worden: vanavond treed ik voor het eerst sinds de vakantie weer op. Ik ga naar het theater in Heerhugowaard, waar ik op het podium geïnterviewd zal worden door Frank en Erik van *Bureau Sport*. We hebben ontzettend leuke plannen, waaronder een live rolstoelbasketbalwedstrijd op het podium en een interview met mijn trainer en een teamgenoot uit de tijd dat ik nog keeper was van AFC Zaterdag 1. Ik verheug me er enorm op. Voor de voorstelling gaan we ook nog met z'n allen eten. Een mooie reünie.

Maar eerst moet ik naar het revalidatiecentrum voor een uitgebreide bestudering van mijn zithouding en mijn rolstoel. Een team van specialisten (fysio's, ergotherapeuten en technici) gaan kijken naar mijn ideale zithouding en mijn rolstoel daarop aanpassen. Het valt ze op dat als ik op een steviger ondergrond zit, ik minder spasmen in mijn rechterbeen heb. Ze besluiten de ondermat van mijn stoel strakker te trekken. Ik kom daardoor hoger te zitten. Het valt op dat ik daardoor ook strakker tegen de zijplaten van mijn rolstoel kom te zitten, en dat kan gevaarlijk zijn, want dat kan drukplekken veroorzaken. Daarom wordt aan de linkerkant van mijn rolstoel (daar waar ik de decubituswond op mijn heup heb) het zijschotje een centimeter naar buiten geplaatst.

Mijn volgende afspraak is met de wondverpleegkundige. Ik moet tussendoor een kwartiertje wachten. Terwijl ik in de wachtkamer zit, appt mijn moeder. Of ik kan bellen, het is dringend. Ik bel meteen.

'Ik heb geen leuk nieuws,' zegt ze.

Ik zet me schrap.

'Er is iets verschrikkelijks gebeurd met Jonathan. Hij ligt nu in het ziekenhuis en is waarschijnlijk hersendood.'

Johnny – mijn neefje uit Florida – die vorige maand nog in Nederland was. Hij was op Livia's derde verjaardag en hij kwam *De Slimste Mens* bij ons kijken. Hoe heeft dit kunnen gebeuren? Ik moet enorm huilen.

Ik verman me en ga naar mijn afspraak. Bij de wondverpleegkundige nemen we een video op over mijn doorligwond. De mensen van de thuiszorg hebben blijkbaar moeite om hem goed te verzorgen; belangrijke plekken worden niet bereikt en daardoor blijft de bacterie in stand. De wondverpleegkundige legt in haar video uit hoe ze de verzorging precies moeten doen. Uitdaging is wel dat de ingang van mijn wond steeds kleiner wordt. Die moet binnenkort door een chirurg vergroot worden, anders kom je er helemaal niet meer binnen om de wond te verzorgen.

Ik kom thuis en ga nog even op bed liggen, nog even rusten voordat ik naar de voorstelling ga vanavond. Om vier uur is er een persconferentie van Mark Rutte en Bruno Bruins (minister voor Medische Zorg & Sport) over de coronacrisis. Ze maken bekend dat er extra maatregelen komen om de uitbraak in te dammen. Een van de maatregelen is dat theatervoorstellingen met meer dan honderd man publiek per direct worden verboden. Dat lijkt me een terechte maatregel, maar dat betekent – shit, shit, shit – dat tot nader order mijn voorstellingen allemaal worden afgeblazen. Inclusief die van vanavond en de komende avonden. Verdomme. Het zou zo mooi worden.

Ik bel iedereen dat het niet doorgaat. Uiteraard heeft iedereen begrip. Ik heb een onbestemd gevoel. We komen langzaam in een oorlogssituatie. Ik moet aan de onderduikers denken van tachtig jaar geleden. Wij besluiten met ons gezin direct in thuisquarantaine te gaan om de kans op besmetting zo klein mogelijk te maken. Met mijn gezondheidsproblemen, maar ook met de vele ademhalingsproblemen die James heeft gehad, moeten we nu voorzichtig zijn. Geen familie, geen vrienden, geen werk, geen kinderopvang. Vanaf nu zitten we met ons gezin thuis. Alleen één keer per dag bezoek van de wondverpleging. En die moeten dan heel goed hun handen wassen voor ze naar binnen mogen.

OORLOG

16 maart 2020

Kan me eigenlijk niet herinneren dat dit me ooit eerder is gebeurd: dat ik meerdere dagen op rij in de put zat. Ik heb altijd opgeschept over het feit dat ik dat automatische antidepressivum door mijn aderen heb stromen, maar als de shitload aan tegenwind echt overweldigend wordt, dan kan zelfs bij mij het glas een keer leger dan halfleeg zijn.

Ik weet niet eens waar ik moet beginnen. Er is zoveel narigheid dat ik niet eens kan duiden wat mij het verdrietigst maakt.

Mijn neefje Jonathan toch wel het meest.

Zaterdag is zijn beademing stopgezet. Het lijkt surrealistisch. Zeker ook omdat er nu een reisverbod is en we niet naar Florida kunnen om afscheid van hem te nemen en de familie te steunen. Wat zullen we hem missen en wat is het pijnlijk.

Over Johnny had ik wel genoeg verdriet kunnen hebben. Maar hij is niet het enige verlies dat ik zal moeten accepteren. Vorig theaterseizoen heb ik een voorstelling waar ik lang en hard aan gewerkt heb om te maken en waar ik erg van genoot om het te spelen, kort na de première van de ene op de andere dag moeten stopzetten vanwege mijn ziekte. Een jaar lang heb ik het podium moeten missen en bevond ik me vooral veel thuis en in het ziekenhuis. Maar er kwam weer iets om me op te verheugen: mijn nieuwe theatertour, waarin ik met medewerking van vele bijzondere interviewers mijn levensverhaal wilde laten vastleggen voor Livia en James. De kaartverkoop ging geweldig, en de eerste tien avonden waren fantastisch. Zowel voor het publiek, en voor mij, als voor de interviewers en ongetwijfeld straks ook voor Livia en James als zij dit later zouden gaan bekijken.

Maar opnieuw valt er een theatertour waar ik veel werk aan heb gehad in duigen, en dreigt mij het plezier van het optreden weer volledig ontnomen te worden. Als gevolg van de coronauitbraak zijn de theaters vooralsnog tot 6 april gesloten. Het lijkt er echter op dat de situatie zo ernstig is dat de komende maanden de theaters helemaal niet meer opengaan en mijn theatertour dus definitief komt te vervallen. Voor mij een harde klap, want optreden kost me weliswaar veel energie, maar het levert me ook enorm veel op. Dus als artiest vind ik deze maatregel vreselijk. Nog los van de financiële consequenties die dit heeft voor mij en mijn mede-artiesten.

Als kankerpatiënt ben ik het er wel volledig mee eens dat mensen in deze periode zo veel mogelijk thuis moeten blijven. De coronauitbraak is op vele manieren bedreigend voor me. Als iemand die al een ernstige ziekte heeft en bovendien een beperkte longinhoud ten gevolge van mijn dwarslaesie, behoor ik tot de groep mensen die erg ziek zou kunnen worden van corona.

Maar los daarvan, zelfs als ik het virus niet zou oplopen, zou een grote uitbraak van het virus ervoor kunnen zorgen dat het ziekenhuis overbelast raakt, en dat ik er dan niet meer geholpen kan worden als ik langs moet komen voor mijn immunotherapie, of om aan mijn open (!) wond geholpen te worden, of als ik weer een zware infectie oploop.

In Italië worden sommige patiënten nu al niet meer geholpen als ze ernstig ziek zijn; als dat in Nederland ook zou gebeuren, dan gaat het voor mij op diverse manieren heel spannend worden. En ook als er medicijntekorten komen en ik mijn antipijn- of antispasme-medicatie niet meer kan krijgen, dan gaat dat voor mij letterlijk heel pijnlijk worden.

Zoals gezegd: sinds afgelopen week zijn Remona, de kinderen en ik in vrijwillige 'thuisquarantaine'. James heeft vorig jaar nog een week aan de zuurstof gelegen, dus die kan ook beter niet ziek worden. Voorlopig ga ik alleen de deur uit als ik echt per se naar het ziekenhuis moet. Ik ben gek op Remona en op onze kinderen, we hebben een geweldig huis, maar het vooruitzicht om de komende maanden of zelfs langer alleen op elkaar aangewezen te zijn... Geen pretparken, restaurants, bioscopen, vakanties, geen bezoek van onze ouders, broers en zussen, geen voetbal op tv, geen Paralympische Spelen, geen optredens, geen commerciële klussen, helemaal niks... Alleen maar thuiszitten met elkaar. Dat heeft iets heel bijzonders, maar ook iets angstaanjagends.

Hoe houden we dit vol? En hoe houd ik mijn hoofd positief? Wetende dat dit misschien mijn laatste jaren zijn, en dat ik die dan op deze manier zou moeten doorbrengen. Waar haal ik dan het vuur vandaan om te strijden? Mijn vertrouwen dat er een kans is om kanker te overleven is gebaseerd op de goede zorg die ik in het ziekenhuis kreeg. Maar krijg ik die straks nog wel? Er was al zoveel onzekerheid en dat wordt nu alleen nog maar erger. Wat mij overeind houdt, althans: overeind zou móéten houden, is de gedachte dat ik er zo lang mogelijk moet zijn voor mijn gezin om ze door deze moeilijke tijd heen te loodsen.

Ik zal het samen met Remona dag voor dag moeten bekijken. Ik heb verder geen keus. Het zullen 'oorlogsmaanden' en misschien wel jaren worden.

Hoe gaan we dit leuk houden? Waar kan ik mijn creativiteit nog kwijt? En belangrijker: na het vorige zware jaar waarin Remona en ik elkaar erdoorheen hebben gesleept, hoe gaan we bij deze nieuwe uitdaging – waarop we echt helemaal op elkaar zijn aangewezen – ervoor zorgen dat we elkaar niet kwijtraken?

En o ja, was ik nog bijna vergeten te zeggen: het geld dat ik in 2008 na mijn dwarslaesie als schadevergoeding heb gekregen was voor een flink deel geïnvesteerd in aandelen. We zijn in twee weken tijd ook nog een aardig fortuin kwijtgeraakt. Maar goed, waar moet je dat geld aan uitgeven als je de hele dag binnen zit?

TOT OVERMAAT VAN RAMP

18 maart 2020

Ik wil keihard schelden. Maar het heeft geen zin. Ik wil iets kapotgooien. Maar het heeft geen zin. Ik wil schreeuwen. Maar het heeft geen zin. Ik wil terug naar die positieve Marc die elke tegenslag, of dat nou kanker of een dwarslaesie is, met een glimlach op zijn gezicht kan accepteren. Maar ik weet eventjes niet hoe ik hem ooit heb kunnen zijn, en of ik die Marc ooit weer kan worden.

Na al het kankergekut inclusief de onheilspellende tumor in mijn reet, na de dood van Jonathan, na het vrijwel zeker annuleren van mijn theatertour, na het verdampen van zo'n 30 procent van mijn geld/nalatenschap, na al het gekloot met de decubituswond, na de corona-uitbraak met als gevolg een eenzame thuisquarantaine met ons gezin en een beperkte toegang tot de medische zorg, zou je zeggen dat dat wel even genoeg ellende is voor nu. Maar nee, er moest nóg iets bij om een situatie die al zo uitzichtloos lijkt nog wat naarder te maken.

Vanmiddag lag ik op bed. Ik voelde net onder mijn rechterheup. Daar zat een harde bult. Ik schrok me kapot. Blijkbaar heb ik een nieuwe decubitusplek. Ik voelde wat huid loszitten met daaronder een harde zwelling. Ik wist meteen wat de consequenties waren. Met de decubitusplek op mijn linkerheup ben ik nu al ruim een halfjaar in de weer. De wond moet elke dag intensief verzorgd worden en het einde is nog niet in zicht. Waarschijnlijk wacht me nog een ingrijpende operatie. (Als de ziekenhuizen straks niet vol liggen met coronapatiënten.) Ik zou dan zes weken uit de roulatie zijn. En wat denkt mijn lichaam: laten we nog zo'n project doen, maar dan precies aan de andere kant.

Ik word misselijk bij de gedachte dat mij nog een keer zoiets stoms is overkomen. En bij het feit dat dit de komende maanden niet makkelijker gaat maken. Ik kan nu niet meer op links of op rechts liggen. Alleen op mijn buik of rug. Maar hoe kan dit? Het is weer precies een stukje van mijn been dat ik net niet kan zien. Op doktersadvies ben ik de afgelopen maanden extra aangekomen. Dat is goed gelukt, een paar kilo. Die zijn vooral op mijn buik en heupen gaan zitten.

Maar ik heb nu ook een nieuw rolstoelkussentje en afgelopen donderdag is er in het revalidatiecentrum door een heel team van specialisten flink aan mijn stoel gesleuteld. Ik kwam hoger te zitten op een hardere ondergrond. Daarbij werd opgemerkt dat er nu wel enige mate van druk was met mijn heupen tegen de zijschotjes van mijn rolstoel. Daarom is door de rolstoeltechnicus aan de linkerkant (de kant van mijn oorspronkelijke wond) een centimeter extra ruimte gecreëerd. Maar aan de andere kant hebben ze dat niet gedaan. En blijkbaar ben ik nog niet voldoende gewend om goed naar links te gaan zitten. Ik heb zonder er iets van te voelen langere tijd, misschien zelfs een paar dagen op rij, met mijn rechterheup tegen het harde zijschotje gedrukt, met de nieuwe wond tot gevolg.

Remona is met de kinderen in de tuin. Ik bel haar. 'Kom even naar me toe,' zeg ik. Ik hang op. Even later komt ze de slaapkamer binnen. Ze ziet meteen de rode plek op mijn been.

'Wat is er?' vraagt ze.

'Ik wil dood,' antwoord ik.

Ik heb er niet over nagedacht, het floepte er gewoon uit, maar in deze achtbaan van ellende die toch alleen maar op de dood lijkt af te stevenen, kan het misschien maar beter snel gebeuren.

Maar al snel bedenk ik me dat ik dat ook niet wil. Ik wil er echt zijn voor Remona en de kinderen. Maar dat kan alleen als ik de kracht in mezelf vind om me te herpakken. Om ondanks een aftakelend lichaam, ondanks kanker, ondanks de dreiging van corona, ondanks onze eenzame opsluiting toch iets te bedenken waar ik me op kan verheugen, waar ik me aan vast kan houden.

Remona en ik liggen samen huilend op bed. 'Ik moet zoveel aan je grootouders denken,' zegt Remona. 'Hoe hebben die in hemelsnaam de moed gevonden? Wij zitten nog geen week in "onderduik" en weten het al niet meer. Ik vind het ook zo zielig voor de kinderen, dat ze nergens naartoe kunnen en met niemand kunnen spelen.'

Elke keer denk ik dat we het dieptepunt hebben bereikt. Maar dat durf ik niet eens meer te denken, aangezien ons nog zoveel naars te wachten kan staan. Tot nu toe is er nog niemand die we kennen overleden aan corona. Kijk, zie je wel, de optimist in mij heeft toch een lichtpuntje gevonden. Op dit moment leven we allemaal nog. Nou ja, bijna allemaal. Want Jonathan is nog steeds dood.

ISOLATIE

22 maart 2020

We passen de thuisquarantaine streng toe. Onze ouders komen niet op bezoek bij ons, en wij niet bij hen. Heel soms staat er iemand voor het slaapkamerraam en dan zwaaien we. We willen corona koste wat het kost buiten de deur houden.

We laten de boodschappen bezorgen en als ze binnenkomen laten we ze eerst een tijdje staan voordat we ze openmaken. Geen idee hoeveel uur het duurt voordat corona van je boodschappen trekt, maar we zijn extreem voorzichtig.

De mensen van de wondzorg moeten van ons verplicht in beschermende kleding. We hebben zelf online doktersjassen voor hen besteld, we hebben nog wat mondkapjes en uiteraard latex handschoenen.

Toch voelt het vervelend, elke dag andere mensen in huis die ook nog eens langs veel andere kwetsbare mensen gaan. Daarnaast is het ze na al die tijd nog steeds niet gelukt om de bacterie uit de wond te krijgen.

Remona neemt het dappere besluit om de thuiszorg af te zeggen en – gecoacht door de wondverpleegkundige van het revalidatiecentrum – zelf weer mijn wond te gaan verzorgen. Ik ben trots dat ze dit aandurft en weet dat dit de verstandigste beslissing is. Niet makkelijk voor onze relatie, maar hopelijk kunnen we dit oplossen door er veel over te praten.

AFREAGEREN

31 maart 2020

Remona blijkt een natuurtalent als het om mijn wondzorg gaat. Ze kent de wond als geen ander, weet precies dat moeilijke plekje te bereiken dat verstopt zit achter mijn heupkop en heeft in anderhalve week bereikt wat al die professionals van de thuiszorg niet is gelukt: de wond is schoon! Geen verkleuring meer als we het gaas uit de wond trekken en volledig geurloos! Wat een prestatie… En wat ben ik trots op haar.

Zoals elke dag verzorgt Remona ook vanochtend weer mijn doorligplek. Maar vandaag is anders. Ze kijkt het ene moment boos, en het andere verdrietig. Terwijl ze het lintgaas inbrengt, staart ze wezenloos voor zich uit.

'Is er iets?' vraag ik.

Remona vertelt dat ze het gehad heeft met de thuisquarantaine, de isolatie, dat ze alles alleen moet doen. Ze denkt er weleens over om met de kinderen naar haar ouders te gaan.

Ik schrik en kan mijn tranen nauwelijks bedwingen. Als ze dat zou doen, zou dat desastreus voor me zijn. Sterker nog, ik zou me afvragen waar ik dan nog voor leef.

'Ik denk dat ik niet eens meer seks met je zou kunnen hebben.'

Vanwege de stoma, het verwijderen van mijn prostaat, de doorligwonden vind ik mijn lichaam bepaald niet sexy meer. Resultaat is dat er inderdaad de laatste tijd nauwelijks seks was. Ik kan me heel goed voorstellen dat dat frustrerend voor Remona is. Maar in mijn huidige toestand lukt het me gewoon niet. Uit mijn bloedwaarden blijkt ook dat ik nauwelijks testosteron heb. Verschrikkelijk natuurlijk voor een pasgetrouwd jong echtpaar, maar ik kan me er nu niet overheen zetten. Hoe groot mijn liefde ook is en hoe erg ik dat ook voor Remona vind. Mocht ik er ooit niet meer zijn, dan hoop ik dat ze de schade ruimschoots inhaalt.

Het azijnzuur dat Remona in de wond heeft ingebracht moet een kwartier intrekken. Remona gaat in de tussentijd naar de kinderen. Dat kwartier is een verschrikking. Is onze liefde voorbij?

Dan gaat de wekker en komt Remona terug om verder te gaan met de wondverpleging.

'Gaat het wel?' vraag ik.

'Sorry, ik had al direct spijt van wat ik net allemaal tegen je zei. Ik voelde me naar en gefrustreerd en wilde dat jij je ook zo zou voelen. Het moest er even uit, maar ik weet niet eens wat ik ervan meende. Ik hou van je en ga niet bij je weg.'

KAPOTTE DOUCHESTOEL

1 april 2020

Ik ga in mijn doucherolstoel zitten en de leuning zegt krak. Hij breekt aan één kant volledig af. Ik schrik me rot en weet me nog net aan de leuning vast te pakken. Achterover uit een rolstoel vallen is altijd onhandig, maar zeker op het moment dat je in thuisquarantaine leeft, al kanker hebt en twee decubitusplekken.

We bellen met de leverancier. Ze kunnen een monteur sturen. 'Shit, we hebben liever geen mensen in huis in verband met corona,' probeer ik uit te leggen. Aan de andere kant vind ik het ook wel erg fijn om te kunnen douchen en daar heb ik die stoel wel voor nodig. Wat een bizarre kettingreactie van de wet van Murphy wordt er vanuit het universum over me uitgestort, zeg.

Ik spreek af dat de benodigde onderdelen voor de reparatie worden opgestuurd. Remona is erg handig met dingen in elkaar zetten: vorige week heeft ze nog een grote trampoline voor Livia en James in de tuin geplaatst (ter compensatie voor het feit dat ze niet naar buiten mogen). Remona neemt de telefoon over en ik hoor dat ze instructies krijgt. Mijn supervrouw gaat dit probleem ook wel weer oplossen.

STOEPKRIJT

2 april 2020

Elke middag spelen de kinderen in de tuin. Ze hebben hun eigen kleine tuinhuisje met een miniglijbaantje, een trampoline en een zandbakje. Ze weten zich meestal goed te vermaken. Vandaag gaan ze in de weer met stoepkrijt. Zelf heb ik er voor het laatst mee gespeeld toen ik zes was. Ik kan me herinneren dat ik voor de deur van ons ouderlijk huis figuurtjes op de stoep tekende.

Als ik de tuin in kom, zijn de kinderen al een tijdje in de weer geweest met het stoepkrijt. Niet alleen de stenen van het terras zijn ondergekalkt, maar ook hun kunststof tuinhuisje, mijn houten zonnebed en de metalen houder van de hangmat zitten onder.

Ik probeer me te herinneren of stoepkrijt ook makkelijk te verwijderen is van andere oppervlaktes dan alleen de stoep. Voor hetzelfde geld ziet onze tuin er voortaan uit alsof twee peuters met graffiti-ambities hem onder handen hebben genomen.

Op dat moment belt mijn oudste broer. Ik bespreek met hem hoe de tuin er nu uitziet. Hoewel ik het leuk vind dat de kinderen zich vermaken, merk ik dat ik het toch niet zo'n prettig aanzicht vind.

Ik doe liveverslag van de 'schade' die is aangericht en ik merk dat Remona boos naar me kijkt. Ik snap niet precies wat ik verkeerd doe, maar ik ken die blik. Er is wel degelijk iets mis.

Als het gesprek met mijn broer is beëindigd, kom ik daar snel genoeg achter. Het was Remona's keus om de kinderen overal te laten tekenen (zij weet dat dit allemaal zo weg te halen is, ook van kunststof en hout) en door erover te klagen tegen mijn broer ondermijnde ik haar gezag. Ja, die had ik even niet zien aankomen. Ik dacht gewoon dat ik liveverslag deed van een 'bijzonder kunstwerk'. Hoe goed ik mijn vrouw ook denk te kennen, dit soort voorvalletjes kunnen altijd gebeuren. Ik denk dat de druk van mijn ziekte en onze thuisquarantaine ook wel meegespeeld heeft.

Inmiddels weet ik dat ik Remona dan even een uurtje boos op me moet laten zijn, en dan pas mijn excuses moet aanbieden. Dat weet ik dan weer wel. En dat mijn vrouw altijd gelijk heeft.

NECROSE

3 april 2020

Op basis van de foto's die ik opstuurde naar de wondverpleegkundige van mijn meest recente wondaanwinst op mijn rechterheup, kreeg ik van haar te horen dat ik me geen zorgen hoefde te maken.

Het was volgens haar 'gewoon' een flinke schaafwond. Dat kwam vanzelf wel goed. Ik wilde het heel graag geloven, maar zij kon in verband met corona de wond niet zelf voelen en moest zich volledig baseren op de foto's. Ze voelde dus niet dat er niet alleen een stuk huid aan de bovenkant was weggeschaafd, maar dat daaronder ook een flinke harde zwelling zat.

Vandaag verwijderden we de pleister en ik schrok: de hele wond was zwart geworden. Eerst hoopte ik dat het om een gezonde korst ging. Nu had ik sinds mijn laatste voetbalseizoen in 2002 geen korst meer gezien (in een rolstoel loop je normaal gesproken wat minder wondjes op dan als keeper), dus ik had niet helemaal scherp hoe een goede korst er ook alweer uitzag. Dus ging ik eerst naar Google om een foto van een korst te bekijken. Andere kleur, andere substantie.

Dan zoek ik in Google op 'necrose', oftewel 'dode huid'. Die foto's komen echt een op een overeen. Potverdomme, dus toch echt een decubitusplek aan de linkerkant, en nu ook een aan de rechterkant. De shit houdt niet op. Terwijl ik Remona de schade laat zien, valt me een flinke bobbel op in mijn linkerlies. Ik moet er bijna om lachen. Heb ik nou ook nog een liesbreuk opgelopen, bij al die keren dat ik me optrok zodat Remona het absorberende matje onder mijn billen kon vervangen? Ik mail mijn oncoloog mijn nieuwe bevindingen. Ik begin te schudden. Is het stress? Waar moet dit heen?

ONWEL

5 april 2020

'Arjen Lubach.'

Remona snapt niet wat ik wil zeggen.

'Arjen Lubach, droom.'

Remona kijkt me zorgelijk aan. Ze heeft nog nooit meegemaakt dat ik niet uit mijn woorden kom.

'Licht in mijn hoofd, ik kan niet denken.'

Ik besluit nog even door te slapen. Ik ben doodmoe.

Om één uur in de middag word ik weer wakker. Nog steeds voelt het alsof een deel van mijn hersens is uitgeschakeld. Remona vindt dat ik het ziekenhuis moet bellen voor overleg. Precies op dat moment word ik gebeld door 'anoniem'. Het is een oncoloog van het ziekenhuis. Ik had eerder een mail gestuurd met mijn nieuwe klachten, die wil ze wel even bespreken.

'U belt als geroepen,' zeg ik, 'want er is iets geks met me.'

'Kunt u uitleggen wat er aan de hand is?' vraagt de stem aan de andere kant van de lijn.

'Ik ehm... heb ehm... Ik geef mijn vrouw even.'

Remona legt uit hoe warrig ik al de hele ochtend overkom en dat ik de avond ervoor een heftige aanval van koude rillingen had gekregen.

'Ik wil graag dat u naar het ziekenhuis komt; we moeten u toch even controleren,' zegt de arts.

Remona en ik kijken elkaar aan. We hebben drie weken strenge thuisquarantaine gehanteerd in verband met corona. Willen we dit doorbreken?

'Ik denk dat ik moet gaan; het gaat echt niet goed met me,' zeg ik.

Remona laat de beslissing aan mij over. Ze kan niet voelen wat ik nu voel.

'Kunt u zelf naar de Spoedeisende Hulp komen?'

Ik zie het niet zitten om met mijn instabiele hoofd een overstap te maken in en uit de auto.

Een uur later rijdt een ambulance ons parkeerterrein op om me op te halen. Mijn broertje Brian was al een week geleden voor ons in thuisquarantaine gegaan, zodat hij Remona later thuis kon gaan helpen. De logeerkamer was ook al voor hem ingericht. We bellen hem of hij direct kan komen. Eigenlijk iets te vroeg, maar nood breekt wet. Brian past op de kinderen, zodat Remona mee kan naar het ziekenhuis.

Ik arriveer op de Spoedeisende Hulp van mijn ziekenhuis. Er wordt bloed afgenomen en er worden monsters genomen van mijn stoma, mijn decubituswond en mijn ontlasting. Alles wordt naar het lab gestuurd. De dienstdoende arts doet tests bij me. Waarschijnlijk om te zien of ik geen hersenbloeding heb gehad.

Even later komt hij terug. Opeens volledig met bril, beschermende kleding en mondkapje. 'We hebben meerdere verdenkingen. Op basis van uw koorts moeten we ook denken aan corona. Dat willen we eerst uitsluiten. Zolang we daar geen uitslag van hebben, moet u naar de "verdenking corona"-afdeling.'

Ik bedenk me dat ik geen corona kan hebben na drie weken strenge thuisquarantaine, maar dat ik het op de corona-afdeling wél kan krijgen. Remona en ik spreken af dat ik daar hoe dan ook niet heen ga. Als ze dat willen, wacht ik thuis de uitslag wel af.

Er wordt een coronatest afgenomen en een CT-scan van mijn longen gemaakt. Een uur wacht ik in spanning. Allerlei scenario's schieten door mijn hoofd: zou er misschien corona op onze boodschappen hebben gezeten?

Dan steekt een verpleegkundige zijn hoofd om de hoek. 'Ik hoor net dat je longen goed waren, dus dat je naar de oncologie-afdeling mag.'

Ik ben opgelucht. Ik mag naar de afdeling waar ik vorig jaar chemo heb gekregen en waar ik iedereen ken. Daar ben ik altijd in goede handen geweest. En ik heb geen corona! Maar wat is het dan wel?

Ik krijg een infuus met de breedste en zwaarste antibiotica. Uren met vreselijk pijnlijke koude rillingen worden afgewisseld met uren waarin ik het bloedheet heb van de koorts en zweet als een otter. Het lijkt erg op wat me de eerste week in het ziekenhuis gebeurde, helemaal terug in 2018. Mijn lichaam is in gevecht. Een gevecht voor overleving.

ONWERKELIJK

6 april 2020

Tussen de koortsaanvallen door heb ik ook momenten dat ik redelijk rustig ben. Maar dan ben ik doodmoe. De arts komt binnen. Ze vertelt dat ik deze week eigenlijk mijn driemaandelijkse CT-scan zou hebben om te kijken hoe het ervoor staat met mijn kanker. Ik had hem uitgesteld, omdat ik niet naar het ziekenhuis wilde in verband met corona. Bovendien verwachtte ik er niet veel spannends van, omdat het zo goed ging met de immunotherapie. Maar nu ik toch in het ziekenhuis was, konden ze me vandaag tussendoor wel even proberen te scannen.

In de loop van de middag is er plek bij de CT-scan en wordt de foto gemaakt. Het is zo gepiept. Ik heb toch al een infuus, dus de contrastvloeistof kan zo ingespoten worden.

Eind van de middag is Remona op bezoek. De arts kondigt aan dat de uitslag van mijn CT-scan al binnen is. Meestal duurt dat drie dagen. Dus dit is een heel goed teken of een heel slecht teken.

Even later komt de dienstdoende oncoloog met de zaalarts mijn kamer binnen. Ze nemen plaats op twee klapstoeltjes.

'We hebben de CT-scan bekeken en het is niet goed. Er zijn uitzaaiingen in de longen, de lever en de tumor in je onderbuik is gegroeid en loopt tot in je rechterbekken.'

Mijn hemel, dit had ik niet verwacht. Ik probeer goed te luisteren.

'De immunotherapie is blijkbaar uitgewerkt. We kunnen je nu niet meer helpen. Althans, we kunnen alleen nog zorgen voor palliatieve sedatie.'

'Wat is dat?'

'Dat we je zo comfortabel mogelijk naar je einde begeleiden.'

Op een of andere manier klinkt dat wel goed. Ik wil hoe dan ook niet creperen. Maar dat hoeft dus niet.

Maar shit, shit, kut, zeg. Dit is wat er al die tijd boven mijn hoofd heeft gehangen. Maar ik was er zo van overtuigd dat de immunotherapie zo goed werkte dat ik minstens twee jaar uitstel van executie zou hebben. En nu is daar dat moment al waarvan ik wist dat het ooit zou komen. Alleen niet nu.

En dan lig ik verdomme in een ziekenhuis waar vanwege de coronaregels maar één iemand per dag op bezoek mag komen. Dus alleen Remona. De rest van mijn familie, inclusief Livia en James mogen niet mee. Als ik niet snel uit het ziekenhuis kom, zie ik ze misschien nooit meer. Godverdomme. Ik ga ze niet zien opgroeien. Ze moeten het zonder mij doen.

'Ik weet dat ik u heel moeilijk nieuws breng,' zegt de oncoloog.

'Dit lijkt me voor u ook niet leuk om te doen,' antwoord ik.

Ik ga vrijwel zeker dood aan kanker. Dat lijkt onvermijdelijk. Behalve als de antibiotica niet snel aanslaan. Dan ga ik nog sneller dood aan de infectie. Het is bizar, maar ik moet de komende dagen dus hopen dat ik snel opknap, zodat ik naar huis mag om daar nog wat familie en vrienden te zien voordat de kanker mijn finale lot bezegelt.

De artsen wensen ons sterkte en verlaten de kamer. Remona en ik omhelzen elkaar in een onbedaarlijke huilbui. Ik besluit dat ik vanaf nu maar één taak heb. Iedereen zo goed mogelijk voorbereiden op een leven zonder Marc de Hond. Net zoals mama Jasmin dat deed toen zij hoorde dat ze haar borstkanker niet zou overleven.

Het schiet me te binnen dat er voor 1977 ook al miljoenen jaren waren zonder Marc de Hond en die gingen ook vaak best prima. Ik hoop zo dat Remona het zonder mij gaat redden. De komende tijd ga ik haar continu vertrouwen geven: dat het misschien niet leuk gaat worden, maar dat het goed komt. Kinderen hebben onvoorwaardelijke liefde nodig. Als ik ze dat straks niet meer kan geven, doen hun opa's en oma's en ooms en tantes dat wel in mijn plaats.

Ik ben zo blij dat ik toch nog aardig wat mooie interviews heb opgenomen waar Livia en James als ze later groot zijn plezier van kunnen hebben.

ZINGEN

7 april 2020

Officieel mag Remona maar een halfuur per dag op bezoek komen, maar aangezien ze ook mijn wondverzorging doet (dat duurt al 45 minuten), mag ze langer blijven. Daarnaast word ik verpleegd door een verpleegkundige met wie ik vorig jaar al een goede klik had. Die stuurt Remona niet weg, en zo kan ze wel zes uur per dag bij me zijn. Ze komt als geroepen, want ik krijg weer een vreselijke aanval van koude rillingen. Mijn hele lichaam trilt en doet pijn. Remona houdt me vast, drukt mijn schouders in het kussen om de stuipen op te vangen. Zou dit een beetje lijken op het gevoel dat Remona had toen ze bij de geboortes van de kinderen de weeën moest opvangen? Ik ben zo blij dat ze me hierdoorheen helpt. Het is belangrijk mijn lichaam ondanks de pijn te ontspannen. Daarom zingen we samen liedjes. Het repertoire van Marco Borsato, Paul de Leeuw en André Hazes komt langs. Vooral omdat dat liedjes zijn waarvan ik de tekst goed ken.

Het zingen leidt af en ontspant. Na twee uur vechten tegen de rillingen is het ergste voorbij.

De arts vertelt ons dat mijn infectiewaarden goed aan het dalen zijn. Desondanks voel ik me nog steeds niet goed en heb ik regelmatig koorts. Morgen moet het echt beter. Ik moet denken aan Dara Faizi: een veelbelovend cabaretier die ook met een infectie in het ziekenhuis lag. De antibiotica konden het niet winnen van de infectie en hij overleed. Als ik niet snel vooruitga, dan maakt de kanker niks meer uit, dan ga ik dood aan de infectie.

UITZONDERING

8 april 2020

Goed nieuws. Gezien mijn precaire situatie mag ik naast Remona elke dag nog iemand anders op bezoek laten komen. Ik kies voor mijn vader; ik vind dat hij er het meeste recht op heeft. Bovendien is hij ook voorzichtig in verband met corona. Aangezien het nog steeds een belangrijk doel voor me blijft om niet ook nog eens een levensgevaarlijke virusinfectie op te lopen.

Mijn vader komt tegelijk met Remona. Terwijl zij mijn wond verzorgt, praat ik met mijn vader. Remona en ik hebben al snel nagedacht over mijn uitvaart. We hebben bedacht dat ik graag op de Joodse begraafplaats naast mijn moeder Jasmin zou willen worden begraven. Daar liggen ook oma Jannie en opa Sam, de ouders van mijn vader. Plus mijn broertje Lion. Ik denk dat dat de mooiste en meest geschikte plek is.

Maar in coronatijd zal een begrafenis vrij summier zijn. Dat vind ik prima. Remona heeft aangegeven dat ze veel liever een mooie afscheidsdienst heeft, op een later tijdstip. Mijn vader geeft aan dat twee weken na de uitvaart een mooi moment zou zijn. Op een vreemde manier geeft het me een goed gevoel om mooie plannen te maken voor na mijn dood. Ik heb ooit al eens in een column geschreven dat ik mijn afscheid graag in een mooi theater zou willen. Zodat licht en geluid gewoon optimaal zijn, mensen de speeches goed kunnen zien en verstaan. Ik heb ook al ideeën hoe die dienst eruit zou moeten zien. In verband met corona zouden alleen mijn ouders, schoonouders en broers en zussen aanwezig kunnen zijn. De dienst zou dan met meerdere camera's live gestreamd worden naar speciale genodigden. Ik denk dezelfde mensen die op onze bruiloft waren, plus de buitenlandse familie, mijn basketbalvrienden en wat zakelijke relaties.

Daarnaast lijkt het me geweldig om zelf wat mooie videomontages te maken voor de ceremonie en als klap op de vuurpijl om ook zelf te speechen. Ik heb tussendoor op mijn telefoon al een lange toespraak geschreven waarin ik iedereen bedank die iets voor me betekend heeft in mijn leven. Het is heel mooi geworden, vind ik zelf.

Als ik straks thuis ben en me even goed voel, ga ik die inspreken op camera. Mocht dat niet lukken, dan moet iemand anders mijn speech maar voor me voorlezen.

Tussendoor heb ik Michiel Peereboom gebeld, de man die zo

geweldig heeft gesproken op onze bruiloft. Ik zou hem graag als mc bij mijn herdenkingsdienst willen. Hij zegt direct toe.

Volgens mij wordt het prachtig. Oneindig jammer dat ik er zelf niet bij kan zijn. Ik ben namelijk enorm benieuwd.

Achteraf geeft mijn vader aan dat hij het jammer vindt dat we tijdens zijn bezoek vooral over mijn naderende dood hebben gesproken. Als ik doodga aan de infectie, dan was dit ons laatste gesprek. We spreken af om de volgende keren vooral mooie herinneringen op te halen.

Ik blijf fluctueren met mijn temperatuur. Mijn grootste uitschieter was van 33 graden naar 40 graden in een paar uur tijd. Ik kan me bijna niet voorstellen dat die oorthermometer de juiste waarden aangeeft. Als ik koorts krijg, neem ik paracetamol en zweet ik weer enorm. Hoe lang gaat dit nog duren?

ONMENSELIJK

9 april 2020

Weer goed nieuws; ik ga voorlopig nog niet dood aan de bacterie! Ik heb nu 24 uur geen koorts en geen koude rillingen meer gehad. Dus de antibiotica slaan wel degelijk aan. Jippie! Dat betekent dat ik volgens plan gewoon dood kan gaan aan kanker.

Er worden al plannen gemaakt om me snel naar huis te krijgen. Ik moet nog een extra week aan het infuus, maar dat kan ook thuis met hetzelfde soort mobiele infuuskastje als dat ik eind 2018 ook al had.

Ik wil graag weg uit deze benauwde kamer zonder frisse buitenlucht (de ramen mogen niet open) en ik wil zo snel mogelijk naar mijn kinderen toe. Ik weet niet hoe lang ik nog heb, en elke dag dat ik dan in het ziekenhuis ben zonder mijn gezin is zonde. Remona komt weer in actie. Ze regelt dat ons bedmeubel wordt gedemonteerd, dat er een hoog-laag antidecubituszorgbed voor me komt en dat er thuiszorg geregeld is. Wat kan ze toch goed dingen regelen zeg... Vooral omdat ze me gewoon snel thuis wil hebben. Als alles meezit, zou ik zelfs zaterdag al naar huis kunnen. Dat is al over tweeënhalve dag. Geweldig. En nog leuker is dat Livia mijn extra bezoeker van vandaag is. Ik smelt als Remona met haar de kamer in komt. Ze vertelt dat ze een cadeau voor me heeft. Het is een zak drop met een tekening. Dan komt ze bij me op bed liggen. Ze knuffelt met me en plukt aan mijn baard. 'Papa, ik heb je zo gemist,' fluistert ze. Ik geniet van elk moment, maar ben ook een beetje moe. Ik doe een dutje, terwijl Livia op mijn bed op haar iPad kijkt. Als ze vertelt dat ze verdrietig is omdat ik niet thuis ben, probeer ik niet te denken aan het verdriet dat ze dan zal hebben als ik definitief afscheid zal moeten nemen. Onmenselijk. Toen mama Jasmin overleed, was ik drie en Michel was anderhalf. Livia en James zijn nu drie maanden ouder. Hoe kan ik dit ooit accepteren? Ik zal wel moeten. Ik moet sterk zijn, net als mijn moeder dat was. Ik ga niet als een mietje. Als ik mijn dood kan omarmen, maak ik het voor mijn gezin ook makkelijker. Dat is het enige wat nu belangrijk is. Ik ben er straks toch niet meer. Ik wil dat zij straks weer gelukkig zijn. En ook na mijn dood geldt hetzelfde adagium: je hoeft niet te wachten tot het licht aan het eind van de tunnel, tot het rouwproces achter de rug is, in de tussentijd kun je het leven ook leuk maken en mooie dingen doen. Ik hoop zo dat Remona lampjes blijft ophangen. Remona maakt zich zorgen dat mijn overlijden hun geluk straks in de weg zal zitten. 'Dat hoeft helemaal niet zo te zijn,' zeg ik, 'Michel en ik hebben ook een fijne jeugd gehad. Het gaat er vooral om hoe jij ermee omgaat. Als jij dat op een sterke manier doet, zullen zij dat overnemen. Hoe moeilijk dat nu ook lijkt. Maar neem het dag voor dag, nu ben ik er nog, we kunnen praten over later, maar dat hoeft niet de hele tijd.'

HUISWAARTS

11 april 2020

In de ochtend werk ik mijn boek bij; het lukt me om elke dag zeker een uur te schrijven. Ik wil mijn boek zo veel mogelijk bijgewerkt hebben. Zoals ik eerder al zei: postuum een boek schrijven gaat zo lastig.

Dan komt mijn broer Brian helpen inpakken. Hij neemt mijn spullen en rolstoel mee als de ambulance me vanmiddag naar huis brengt.

Het is prachtig weer. Remona en Livia zwaaien uit het raam als ik uit de ambulance word getild. Ik voel me redelijk goed. De broeders rollen me het huis in. Ik ben bijna een week weg geweest. Ik vertrok met wat vage klachten en ik kom thuis om daar vredig te sterven. En toch voelt het goed.

In de slaapkamer zie ik twee zorgbedden staan, waar eerst onze Auping stond. Remona heeft er voor zichzelf ook een genomen, zodat we goed naast elkaar kunnen liggen.

Ik word op bed gelegd. Maar ik heb geen zin om te liggen. Terwijl de ambulance de straat uit rijdt, vraag ik Remona mijn rolstoel aan te geven. Ik ben licht in mijn hoofd als ik rechtop op de rand van mijn bed ga zitten. Remona houdt me vast. Ik heb een week platgelegen. Mijn lichaam moet weer even wennen aan het zitten. Maar ik wil zo graag naar de kinderen toe. Ik maak de overstap naar mijn rolstoel en rol direct de tuin in. De zon straalt op ons terras. Livia en James spelen in hun tuinhuisje. Ik steek mijn hoofd door het raam. 'Ik ben blij dat je er weer bent,' zegt Livia, terwijl James me een snotterige zoen op mijn mond geeft. Ik houd het een halfuur vol in de tuin. Maar als de infectie straks helemaal uit mijn lijf is, moet dat wel beter worden.

Die avond klim ik nog een keer de rolstoel in. Ik eet met mijn gezin aan de keukentafel. Ik geniet. Na het eten zet ik de Philips-lampen op discostand. Zo sluiten we elke dag normaal gesproken af. Livia rent de woonkamer in. James volgt heupwiegend. En dan heb ik de muziek nog niet eens aangezet. We dansen met z'n vieren. Ik zie wat tranen bij Remona. Hopelijk van blijdschap dat we weer 'gewoon' bij elkaar zijn. Daarna gaan we de badkamer in en poetsen de tanden van de kinderen. Ik hijs Livia in haar pyjama. Remona doet James zijn slaapzakje aan. Eerst lees ik Livia voor en Remona leest voor aan James. Dan maken we de wissel en lees ik James voor. De jongen is verslaafd aan boeken. Als ik met het ene boek klaar ben, wijst hij dwingend naar de boekenkast voor het volgende boekje.

SLAGROOM

12 april 2020

Remona wilde me graag snel naar huis hebben, maar dat heeft als consequentie dat ze ook mijn dagelijkse verzorging doet: onder de douche helpen, wondverzorging (deed ze al), uit bed helpen, in bed helpen, helpen keren van buik naar rug, helpen keren van rug naar buik, en dat de hele dag door. Gelukkig is Brian nu structureel bij ons in huis om met de kinderen en het huishouden te helpen, en wordt er elke dag eten gebracht, zodat Remona niet hoeft te koken.

Een jaar geleden had ik last van mijn darmen en moest Remona me ook helpen met verschonen. Ook nu heb ik nauwelijks meer controle over mijn stoelgang; de antibiotica zullen niet meehelpen, maar ook eerder was er een verslechtering. Wie weet dat de uitzaaiingen mijn darmen ontregeld hebben. Daardoor moet ik ook een paar keer per dag verschoond worden. Terwijl dat vorig jaar nog een emotionele klus was voor ons beiden, gaat dat nu zakelijker. We hebben al zoveel meegemaakt. Het blijft verschrikkelijk dat dit nodig is. We zijn nog zo jong. Uit het ziekenhuis hebben we een soort slagroomspuit meegekregen. Om te voorkomen dat ik weer rode billen krijg, kan Remona dit foam op mij spuiten voordat ze mijn billen afveegt. Zo blijft de schade beperkt. We maken weleens grapjes dat ze er ook kaarsjes in moet prikken. De luier – o nee, dat noemen ze 'inco' van 'incontinent', want dat klinkt zo gigantisch veel beter – was eerst nog ingewikkeld om om te doen, maar ook dat doen we nu als een gestroomlijnde machine. Mocht mij nog maar kort gegeven zijn, dan is het voordeel dat we dit niet zo lang meer hoeven te doen.

TIEN PLAGEN

14 april 2020

Het heeft even geduurd, maar het kwartje is gevallen: ik heb helemaal geen liesbreuk in mijn linkerlies, maar dit is precies de plek waar eerder een drain heeft gezeten: de verbinding tussen het abces in mijn kont en de buitenwereld. Het interessante was: nadat de drain verwijderd was, bleef er nog maanden viezigheid uit het gat komen. Blijkbaar was er een natuurlijke verbinding ontstaan tussen mijn abces en mijn lies. Ik was er blij mee: ik heb liever dat de bacteriën naar buiten gaan dan dat ze binnenblijven. Nu er weer activiteit in mijn abces/tumor is, heeft mijn lijf blijkbaar besloten de verbinding weer te herstellen. Het gaatje is weer opengegaan en soms stroomt er wat pus uit. Zou het kanker zijn? Of bacteriën?

Laat het er maar uit komen. Alleen bizar dat ik de plek niet direct herkend heb. Ik heb er vier maanden (!) tegenaan gekeken. Maar blijkbaar speelt er zoveel dat ik ook zo nu en dan wat vergeet.

Mijn vader belt; hij neemt het nieuws met me door: 'Ongelofelijk, dat coronavirus over de hele wereld, een sprinkhanenplaag in Afrika, in Tsjernobyl is brand vlak bij een kernreactor. Het lijken wel de moderne tien plagen van Egypte.'

Ik vul aan: 'En dan vergeet je nog de dood van de oudste zonen.' We kunnen er allebei hartelijk om lachen.

DOUBLE WHAMMY

15 april 2020

Remona huilt. We liggen op bed. Ik vraag wat er is. 'Gewoon, al onze ellende.' Ik snap het. Het is bizar dat we getroffen worden door een *double whammy*, een situatie waarin twee verschrikkelijke dingen tegelijk gebeuren. Het is al onmenselijk om met je gezin opgesloten te zitten in je eigen huis, omdat er in de buitenwereld een dodelijk virus rondwaart. Als ik het oploop, dan nadert mijn einde nog spoediger, en waarschijnlijk ook pijnlijker. James' luchtwegen waren een aantal maanden geleden ook kwetsbaar; we moeten er niet aan denken dat hij ziek zou worden. En Remona is de tol waarop ons gezin nu drijft, zij houdt de boel draaiende. Mocht zij het virus oplopen, dan is er geen zorg meer voor mij en de kinderen. Bovendien zouden we haar dan niet kunnen zien totdat ze hersteld is. En wie weet ben ik er dan niet meer. Kortom, meer dan genoeg redenen om strenge regels te blijven hanteren. De thuiszorg komt het infuus elke dag vervangen, maar dan volledig in beschermende kleding. Boodschappen worden bezorgd, maaltijden worden voor de deur gezet. We beschouwen ieder persoon als een mogelijke bron van besmetting. Onze ouders en beste vrienden maken soms een praatje bij ons slaapkamerraam, of ze zitten op de stoelen buiten het hek van onze tuin.

En tegelijkertijd ben ik mijn laatste weken of maanden in gegaan. Een periode waarin je normaal gesproken nog leuke dingen wilt doen, liefst juist met je gezin en dierbaren. Maar dat is nu dus door de coronacrisis onverantwoord. Het vergt veel van onze mentale veerkracht om ons door de 'kankarantaine' heen te slaan. We moeten dit gewoon bikkelen. Gelukkig is mijn broer Brian er ook, zowel voor hulp in huis als voor morele support.

DAG LIEF MUISJE

16 april 2020

Een vriendin van Remona heeft een bijzonder deel van de kinderboekenreeks *Woezel & Pip* aan ons cadeau gedaan. Ik pluk het toevallig van de stapel als ik Livia ga voorlezen. In het boek gaat een muisje dood en wordt vervolgens het thema 'dood' besproken. Ik vind het verhaal mooi geschreven, en ook een mooie aanleiding om met Livia over de dood te praten. Remona heeft al een paar keer voorzichtig aan Livia verteld dat papa er straks niet meer is.

Nu zeg ik: 'Papa is oud en ziek, en dan ga ik dood.'

Livia moet het even verwerken. Dan glimlacht ze en zegt: 'Krijg ik dan een nieuwe vader?'

Alsof Remona in een paar maanden wel even een nieuwe vent regelt. Nou ja, als het een goede is, dan is het haar gegund.

'Wat voor nieuwe vader wil je, Livia?'

Ze denkt even na en wijst dan naar mij. Ik smelt. Als ik er niet meer ben, wil ze gewoon een nieuwe versie van d'r oude vader.

LEKGEPRIKT

17 april 2020

Nog maar tweeënhalve dag en dan zit mijn antibioticakuur erop. Ik verheug me erop dat ik straks mijn hand weer vrij heb en ik weer 'gewoon' kan overstappen van bed naar rolstoel. Nu moet ik dat extreem voorzichtig doen, omdat ik niet wil dat de infuusnaald eruit schiet. Ik probeer ook niet al te vaak te douchen, zodat de infuuspleister niet nat wordt. Maar nu valt het me op dat, als ik door het doorzichtige venster van de pleister kijk, het er bloederig en nat uitziet. Dat kan niet goed zijn. Gelukkig lijkt het infuus nog wel door te lopen. Ik krijg 100 milliliter toegediend in 24 uur, dat gaat dus heel langzaam. Maar ik vertrouw het niet en daarom bel ik de thuiszorg: 'De pleister is goor en ik weet niet zeker of alles er nog goed in zit, kunnen jullie eerder langskomen?'

Aan de andere kant van de lijn hoor ik een bekende stem; het is de dame die mij de afgelopen dagen geholpen heeft en eigenlijk nooit een vertrouwenwekkende indruk heeft gewekt: 'Loopt het infuus nog? Dan is het prima. Wacht maar gewoon tot we eind van de middag langskomen.'

Ondanks al mijn ervaring in de zorg laat ik me weer veel te makkelijk geruststellen en afpoeieren.

Die middag komt er een collega van haar. Ze test eerst of de naald er nog goed in zit door er een NaCl-oplossing in te spuiten. Het vocht schiet zo onder mijn infuuspleister door en belandt op mijn arm. Blijkbaar is de naald gedeeltelijk uit mijn bloedvat geschoten. Ik word boos: 'Dus ik bel vanochtend dat mijn infuus niet goed zit, en jullie laten me de hele dag zo aanmodderen; wie weet hoeveel antibiotica ik hierdoor ben misgelopen? Echt, ik weet niet wat het met jullie is. Twee maanden wondverzorging gedaan, en de bacterie niet uit mijn wond kunnen krijgen. Mijn vrouw, als leek, neemt het anderhalve week over en krijgt de wond wel schoon. En als ik bel dat mijn infuuspleister onder het bloed zit, dan gaat er bij jullie ook geen alarmbelletje rinkelen?'

Het is vervelend voor de desbetreffende medewerkster, want zij is nog niet vaak bij mij geweest. Maar ze mag de complimenten overdragen aan al haar prutsende collega's. Ze doen het vast allemaal vol passie en overgave, maar als ik de kwaliteit van de thuiszorg vergelijk met die in het ziekenhuis, is er nog een hele wereld te winnen. Daar heb ik tenminste het idee met professionals te maken te hebben. Nu zijn thuiszorgmensen meer allrounders, ze kunnen veel meer verschillende dingen, maar dan gewoon minder goed.

Nu is het zaak om een nieuw infuus te prikken. Er was me al verteld dat dit geen specialiteit was van de thuiszorgmensen. Wel bijzonder: je behandelt mensen met een infuus, maar je kunt het zelf niet plaatsen. Is ook niet de allermoeilijkste medische handeling. De desbetreffende thuiszorgdame wil het wel proberen. Ze neemt alle tijd om een goede ader te vinden. Remona assisteert, ze schijnt extra licht bij en geeft een warme washand om het bloedvat nog extra naar de oppervlakte te laten komen. Dan prikt ze. Het doet pijn, voelt niet alsof ze goed zit, maar ze duwt verder naar binnen. 'O jee,' zegt ze, 'ik ben erdoorheen.' De naald is er aan de andere kant weer uit gekomen. Nou, dit gaat niet werken. We zoeken wel een andere oplossing.

Het is inmiddels etenstijd. Ik bel de huisartsenpost en leg het probleem uit. Ze sturen vanavond een huisarts om het infuus te plaatsen. In de tussentijd geniet ik maar even van een maaltijd aan tafel met twee vrije handen. Elk nadeel heb z'n voordeel.

Rond acht uur verschijnt de dienstdoende huisarts. Een heel aardige dame, volledig in beschermende kleding. Ook zij neemt goed de tijd om het ideale bloedvat te vinden. Ze kiest voor dezelfde plek in de buurt van mijn pols als de thuiszorgdame eerder op de avond. Het is blijkbaar een ader die er beter uitziet dan-ie is, want ook hier doet de prik pijn en zit het infuus verkeerd. Er komt geen bloed uit. Ook nu moet het weer direct verwijderd worden.

Ik realiseer me dat een infuus plaatsen ook voor huisartsen geen dagelijkse kost is, en dat hoe vaker je dit doet, hoe geoefender je bent in het kiezen van de perfecte plek en het uitvoeren van de prik. De huisarts wil het nu in mijn linkerhand proberen. Wederom doet het pijn. Het voelt niet zoals het voelt op de dagbehandeling wanneer ik immunotherapie krijg. Dan doet alleen het eerste prikje pijn, maar verdwijnt dat zodra de naald dieper naar binnen gaat. Maar de arts is niet zeker of ze goed of fout heeft geprikt. Ze wil met NaCl kijken of haar infuus doorloopt. Ze perst het water mijn hand in. Er ontstaat een pijnlijke bult. Nee, de huisarts gaat mij ook niet helpen. Ze biedt me haar uitgebreide excuses aan voor de geleverde prestatie. Ik snap dat ze het niet expres heeft gedaan. Maar ik heb wel een infuus nodig!

De huisarts gaat een ambulance sturen. Die prikken ook elke dag infusen. Een uur later, rond halftien, stapt de ambulancemedewerkster ons huis in. Haar ambulance, inclusief chauffeur, wacht in de tussentijd op onze parkeerplaats. Ook deze dame is weer gehuld in beschermende kleding. Ze heeft een hele koffer met injectiemateriaal. Rustig bestudeert ze de situatie en in één perfecte beweging plaatst ze het infuus in mijn linkerarm. Ze sluit mijn infuusapparaatje aan en ik ben weer aangesloten. Mijn linkerhand doet nog flink pijn van de eerdere prikken, maar ik ben blij dat het probleem is opgelost. Remona en ik kijken elkaar aan; hoe kan het in hemelsnaam dat we hier een halve middag en een hele avond aan hebben verkloot? Is ons huis momenteel het nationale hoofdkantoor van pech? Voorzichtig laat ik me vanuit de rolstoel op bed storten. Nog anderhalve dag infuus. Dan zijn we in elk geval van dit gezeik af. En kan het volgende gezeik beginnen.

De volgende ochtend staan er vrienden voor de deur. Ze komen een cadeautje afgeven. Een buurman zegt dat aanbellen geen zin heeft. 'Marc, die ligt weer in het ziekenhuis, ik zag gisteren een ambulance voor de deur, die heeft hem weer opgehaald.'

TELEFOONTJES

18 april 2020

Voor mij is het belangrijk dat alleen mensen met wie ik persoonlijk echt een warme band heb, weten wat mijn situatie is. Voor anderen wil ik het stilhouden. 'Marc de Hond terminaal' op nu.nl lijkt me vreselijk, en dan allemaal mensen die ik niet ken die daar weer op gaan reageren: 'Och, dat arme gezin' of: 'Goed zo, hij was altijd al een eikel'. Voor mij is social media op dit moment alleen maar leegte. Ik kijk er nauwelijks op. Als ik er niet meer ben, mogen ze zich uitleven. Ik hoop dat Remona dan iemand anders laat filteren op de meest waardevolle reacties.

Nu informeer ik mensen persoonlijk. Ik bel om de paar dagen een paar mensen die voor mij belangrijk zijn om het hun te vertellen. Het blijft heel raar om iemand te bellen om te zeggen dat je doodgaat.

'Met Marc.'

'Hey, hoe is het?'

'Niet zo goed. Heb laatst weer een CT-scan gehad en die was slecht. Ik word niet meer beter.'

Mensen hebben daar geen goede reactie op, want die is er niet. Dus dat zeg ik ze ook: er zijn geen woorden voor deze situatie, dus die hoeven we nu ook niet te zoeken.

Wat ik fijner vind, is om dan herinneringen op te halen. Of om een afspraak te maken voor het raam. Zodat ze daar langs kunnen komen en dat we persoonlijk (met veilig glas ertussen) nog een mooi gesprek kunnen voeren.

Als dat gesprek klaar is, zou het best eens kunnen betekenen dat het de laatste keer is dat we elkaar zien. Om dat wat minder heftig te maken, maak ik een grapje: ik heb de afstandsbediening van de gordijnen vast. Ik druk ze dicht, verstop me om de hoek. Dan druk ik ze open en sprint naar voren. Ik maak een diepe buiging en krijg een staande ovatie.

DEADLINE

19 april 2020

Ik ben tot de conclusie gekomen dat werken met een letterlijke deadline de productiviteit absoluut ten goede komt. Ik ben al anderhalve week elke ochtend als een bezetene aan het schrijven met nul ontwijkend gedrag. Mijn boek moet klaar voordat ik klaar ben. Normaal als ik schrijf, kijk ik elk halfuurtje even tussendoor wat er op Twitter gebeurt, en vervolgens kijk ik even op nu.nl en voor ik het weet, verdwaal ik zeker drie kwartier in de krochten van het internet, voordat ik weer verder werk.

Maar nu er dus een echte deadline in de nabije toekomst op me lijkt te wachten, heb ik geen tijd om te bingewatchen of uit te stellen, ik moet mijn tijd nuttig besteden. Dus dat betekent dat ik sinds ik thuis ben alle achterstallige stukken van mijn boek heb bijgewerkt (ik liep wat achter), mooie videomontages heb gemaakt voor mijn herdenkingsdienst, mijn afscheidsspeech al heb opgenomen en het belangrijkste: veel met mijn kinderen spelen.

Vandaag heb ik met hen geschilderd. We werkten met z'n drieën aan een lang doek. Livia schilderde een prachtig monster dat ze later omdoopte tot slak, ik maakte een familieportret, en James kwakte een dikke laag verschillende kleuren aan zijn kant van het canvas. Het was leuk om te doen en wellicht is het later een bijzonder aandenken.

Dan is het zondagavond. Een dame van de thuiszorg komt langs om het infuus uit mijn arm te halen. Dat gaat een stuk makkelijker dan 'm erin prikken. De naald wordt er langzaam uit getrokken. *Yes, freedom!* Eindelijk weer twee vrije handen, geen kastje meer dat ik mee moet zeulen en gewoon overstappen van bed naar rolstoel zonder bang te zijn dat de naald uit mijn ader schiet. En geen antibiotica meer; ik ben benieuwd hoe ik me straks voel. Nu gaat het eigenlijk best goed.

We hebben een 'escaperoom'-spelletje cadeau gekregen en Remona, Brian en ik zijn eraan begonnen toen de kinderen op bed lagen. Het bleek toch iets ingewikkelder dan verwacht, maar wel ontzettend leuk. Het is tien uur 's avonds als we alle raadsels hebben opgelost en uit de kamer ontsnappen. Dat betekent dat ik het alweer vier uur in de rolstoel heb volgehouden. Dat belooft wat!

DIERENTUIN

20 april 2020

Ook in de donkerste stukken van de tunnel, op momenten dat de artsen me niet meer kunnen redden, op momenten dat we niet alleen met de consequenties van kanker en decubitus moeten dealen, maar tegelijk met de isolatie voortvloeiend uit onze thuisquarantaine, blijft het belangrijk om niet te wachten op het licht aan het einde van de tunnel, maar nog steeds zelf lampjes te blijven ophangen. Vandaag scheen er even helder daglicht in onze tunnel.

Een week geleden ontstond het idee om te proberen nog één keer met de kinderen naar onze favoriete dierentuin te gaan. Het is de dierentuin waar ik samen met opa Sam en mijn broer Michel vanaf mijn vierde een abonnement had en waar we eens in de twee weken heen gingen. We reden dan eerst langs de markt waar oom Max zijn fruitstal had, die gaf ons dan een banaantje, en vervolgens reden we door naar de dierentuin. Michel en ik konden intens genieten van de dieren, waarvan we er voor ons gevoel vele persoonlijk kenden omdat we met ze waren opgegroeid.

Niet lang na Livia's eerste verjaardag hebben Remona en ik weer een abonnement afgesloten. Nu gingen we eens in de zes weken. Livia genoot van de dieren, was dol op de apen, olifanten en giraffen. En wij genoten van hoe zij genoot. Nadat James geboren werd, ging hij natuurlijk ook mee. Er is één algemene gehandicaptenparkeerplaats direct voor de ingang. We gingen altijd vroeg naar het park, en de plek was dan altijd nog vrij. We zagen het een beetje als onze privéparkeerplaats. Die ene ochtend dat iemand anders erop geparkeerd stond, voelde een beetje als een belediging.

Mijn broertjes hebben zich ingezet om ons in deze tijden van corona, waarin alles dicht is – inclusief de dierentuinen – toch een mooie dag in ons favoriete park te bezorgen. Brian had een vriendje in de desbetreffende directie, en Michel benaderde de stichting Ambulancewens voor mijn vervoer en begeleiding, aangezien ik momenteel niet sterk genoeg ben om zelf de hele dierentuin door te rollen. Tot mijn verbazing en blijdschap hadden ze het binnen een week geregeld.

Ik durfde het de kinderen niet te vertellen; ik was bang dat er op het laatste moment iets tussen zou komen en dat de teleurstelling dan groot zou zijn. En dus hielden we het tot vlak voor vertrek als een verrassing.

De mensen van Ambulancewens komen mijn slaapkamer binnen en leggen me op de brancard. Dan brengen ze me naar hun ziekenwagen. De buurman zal wel weer denken dat ik doodziek word afgevoerd. (Eventjes geduld, buurman, dat komt vast wel weer een keer.) Maar nu gaan we dus juist iets geweldig leuks doen. Remona en de kinderen volgen in onze Volvo.

We arriveren bij de dierentuin via de leveranciersingang, een stukje van het terrein waar ik nog nooit ben geweest. Zo ontdek ik ook nog eens wat nieuws. Een medewerkster van de dierentuin begroet ons hartelijk. Zij gaat ons vandaag begeleiden. Ik lig op de brancard en draag een mondkapje. Net als Truus en Gerard van Ambulancewens, aangezien we vandaag niet de anderhalve meter afstand kunnen honoreren.

We rollen het park in en ik merk direct dat ik door elkaar geschud word. De brancard heeft kleine wieltjes zonder lucht en dat matcht niet met de kleine tegeltjes van de dierentuin.

'Komt er straks geen asfalt?' vraagt Gerard, die hier nog nooit geweest is.

'Dit is een oude dierentuin,' zeg ik, 'bijna alles is met kleine steentjes.'

Ik stel voor om de rolstoel uit de achterbak van de Volvo te halen. Als ik gisteravond lang in de stoel kon zitten, moet ik dat nu ook kunnen. Bovendien, in mijn rolstoel kan ik dichter bij Livia en James zijn. Alleen zal Gerard me de langere stukken moeten duwen, want mijn conditie om zelf te rollen zal nu nog niet top zijn.

Het is bizar om als enige bezoekers in het park te zijn. Het lijkt wel alsof de dieren het na zes weken sluiting bijzonderder vinden om ons te zien dan andersom. We komen eerst langs de gorilla's. Een kleutergorilla (die wij destijds nog als baby hebben gezien) stormt direct op Livia af. De aap slooft zich uit met allerlei gekke bewegingen voor het raam. Aan de andere kant doet onze dochter hetzelfde.

We gaan richting de zeeleeuwen. Die worden net gevoerd. Normaal staan er honderden bezoekers voor, waardoor ik er niks van kan zien. Maar nu vraagt de verzorger of we met ons hele gezelschap met hem mee willen komen. Hij posteert ons aan de binnenkant van het hek, waar we de dieren van heel dichtbij kunnen zien als ze hun trainingsoefeningen doen en vis te eten krijgen. Dan geeft hij mij een emmer en mag ik de vissen in hun bek gooien.

Volgende halte: de pinguïns. Ook die krijgen net als wij langskomen vis van hun verzorger. Voedertijd is eigenlijk het leukste moment om de dieren te bekijken. We zien de pinguïns rustig op hun beurt wachten voor een stukje vis. Livia en James kijken hun ogen uit.

De wallaby's zitten verspreid over het grasveld. Normaal zitten ze verstopt in een hoekje en moet je je best doen om ze te spotten, maar nu er verder geen mensen zijn, voelen ze zich blijkbaar veilig. Bij twee wallaby's zit een baby in hun buidel. Soms steekt er een kop uit, soms twee pootjes. Ook dit heb ik nog nooit zo gezien.

Voor de derde keer treffen we dieren met voedertijd. Deze keer de olifanten. Net als we langskomen, wordt het hek opengedaan en kunnen ze hun speurtocht beginnen. Het eten wordt door de verzorgers elke dag ergens anders verstopt. 'Een beetje zoals vorige week met eitjes zoeken van de paashaas,' leg ik Livia uit.

Gerard duwt me de langere stukken door de dierentuin. Ik voel me goed, dus we maken de grote ronde. We missen alleen de binnenverblijven, want die zitten op slot in verband met corona. Maar er is genoeg te zien. James komt naast me lopen en pakt mijn hand. Normaal gesproken kan ik niet hand in hand met hem lopen, want dan moet ik mijn handen gebruiken om de rolstoel te pushen. Nu ik geduwd word, heb ik mijn handen vrij voor mijn zoon. Dan pakt hij Remona's hand en Livia sluit ook aan. Voor het eerst lopen we als gezin met z'n vieren hand in hand. Met Gerard er dus achter. Ik kijk 'm aan en zeg: 'Gozer, waar was je mijn hele leven?' Truus maakt prachtige foto's van ons, terwijl de medewerkster van de dierentuin verhalen over de dieren vertelt. Ik heb in al die jaren dat ik hier kom nog nooit zo'n perfecte dag gehad. De zon schijnt, de dieren zitten allemaal mooi in het zicht, ze reageren op ons.

Als laatste gaan we langs de giraffen. James weet niet wat hij ziet. We lezen hem vaak voor uit *Nijntje in de Dierentuin*, waar ze een prominente rol in spelen, en nu blijken die beesten nog echt te bestaan ook. Hij wijst naar de giraffen en roept: 'Ja! Ja!' (Veel verder komt hij nog niet met praten.) Als wij met z'n allen verder lopen, blijft James tegen het hek aan staan. Dan krijgt hij door dat hij alleen is, zwaait eerst uitgebreid naar zijn nieuwe vrienden en rent dan achter ons aan om aan te sluiten.

Truus en Gerard helpen me weer in de ambulance. Misschien was dit mijn laatste bezoek aan de dierentuin van mijn jeugd. De dierentuin van de jeugd van Livia en James. Ik hoop zo dat ze zich vandaag voor altijd zullen blijven herinneren. Het was de perfecte dag.

Als ik thuis weer op bed lig, en de ambulance onze parkeerplaats af rijdt, valt Remona me in de armen. We beginnen beiden hard te huilen. Tranen van intens geluk.

LAAT MAAR

21 april 2020

Mijn oncoloog doet er echt alles aan om nog een experimentele medicijntrial te vinden waar ik wellicht nog van kan opknappen. Hij heeft door eerder DNA-onderzoek veel informatie over mijn tumor en kan op die manier goed filteren welke er wel of niet een match zouden kunnen zijn.

Hij belt me om het door te spreken. Een trial in Zwitserland die enige potentie had, blijkt zinloos te zijn. De betrokken arts acht de kans dat het zou werken '*very small*'. In het Antoni van Leeuwenhoek-ziekenhuis zijn nog twee trials die wat voor me zouden kunnen betekenen. Eentje is een nieuw soort chemo in combinatie met immunotherapie, maar die heeft nog niet heel goede resultaten, waarschijnlijk vervelende bijwerkingen en is momenteel niet mogelijk in verband met corona, en dan is er nog het feit dat ze eerst moeten evalueren voordat ze er überhaupt mee verdergaan.

Het alternatief is wat veelbelovender: deze nieuwe chemo heeft rond de 40 procent kans van slagen, waarschijnljk ook nare bijwerkingen (nog niet in kaart gebracht), en zit momenteel ook op slot. Dus al zou ik graag mee willen doen, dan is het hopen dat ze op tijd weer nieuwe patiënten aannemen. Ik vind het een moeilijke keus: 40 procent is een grote kans, maar aan de andere kant offer ik mijn huidige goede gezondheid dan op en ruil ik 'm in voor bijwerkingen. Maar ja, als ik kan genezen, en straks Livia en James kan zien opgroeien, dan moet ik dat er maar voor overhebben.

Dan vraag ik nog even door: 'Dokter, stel dat die behandeling aanslaat, ben ik dan genezen en komt het niet meer terug?'

De oncoloog legt uit: 'Nee, al deze behandelingen kunnen hoogstens extra tijd kopen.'

'Dus dan ga ik een extra lijdensweg aan om er een paar maanden aan vast te knopen?'

'Ja, veel mensen kiezen daarvoor.'

Ik heb absoluut respect voor iedere patiënt die zo graag wil leven dat hij elke behandeling aangrijpt voor een extra dag. Dapper! Maar ik hoorde ooit dat je leven aan de dagen moet toevoegen en geen dagen aan het leven. Het gaat erom wat de kwaliteit is van de dagen die je nog hebt, en dagen dat ik chemo heb, daar heb ik gewoon geen zin meer in. Zeker als de winst zo minimaal is. Ik leg aan de arts uit: of ik zie mijn kinderen opgroeien, of niet. Daar gaat het me om. Als er een medicijn is om écht beter te worden, dan heb ik er wel allemaal bijwerkingen voor over. Maar of ik nu 42 of 43 word, interesseert me niks. Het is 42 of 82. En als dat laatste er niet in zit, ga ik geen desperate dingen doen. Er zit ook schoonheid in accepteren wat je niet kunt veranderen.

Je moet geen dagen aan het leven toevoegen, maar juist leven aan je dagen toevoegen!

ONFORTUINLIJKE SAMENLOOP

22 april 2020

Livia is gefascineerd door het boek van *Woezel & Pip en het dode muisje*. Ook vanavond wil ze dat ik er weer uit voorlees. Remona en ik hebben de afgelopen dagen veel met haar gepraat over het feit dat ik ziek ben, en uiteindelijk dood zal gaan. Ik hoor dat er andere ouders zijn die gewoon helemaal niks tegen hun jonge kinderen vertellen over de dood: 'Oom Piet is op een lange vakantie,' en dan maar hopen dat de kinderen op een gegeven moment niet meer naar hem vragen. Maar ik wil eerlijk zijn tegen mijn kinderen.

Nadat ik klaar was met het verhaal over de dode muis, begon Livia over mij: 'Als je doodgaat, kun je dan ook een béétje dood? Ik wil niet dat je helemaal doodgaat.'

'Schat, ik zou willen dat dat kon, maar ik ben bang dat ik uiteindelijk wel helemaal doodga.'

Ze kijkt beteuterd en zegt dan op de allerliefste toon, die bij mij door merg en been gaat: 'Ja, maar dan mís ik je zo.'

De tranen springen direct in mijn ogen. Zoveel kinderverdriet kan ik niet aan. Ik vraag of ik haar mag knuffelen. (Ik leer haar al op jonge leeftijd dat knuffelen en zoenen alleen hoeft met instemming.) Ik krijg een warme omhelzing van twee kleine kinderarmpjes. Ik ga steeds harder huilen. 'Sorry dat papa verdrietig is, Livia, maar ik ga jou ook zo ontzettend missen.'

Later op de avond blijft het gesprek met Livia door mijn hoofd spoken. Ik zit in de badkamer. Terwijl ik de afgelopen dagen redelijk rationeel met de situatie om kon gaan, ben ik nu ontroostbaar. Het moet de grootste huilbui zijn van de afgelopen anderhalf jaar. Meestal voelt huilen bevrijdend, maar nu niet, ik voel me boos en machteloos.

Ik ben niet gelovig, dus weet niet goed bij wie ik mijn beklag moet doen over dit enorme onrecht.

Het universum, het lot, het toeval, een onfortuinlijke samenloop van omstandigheden? Maar godverdomme, hoe kun je mij dit aandoen? Eerst wordt mijn moeder door kanker ontnomen dat ze haar zoons van anderhalf en drie jaar oud kan zien opgroeien. Hebben Michel en ik onze moeder moeten missen. Vervolgens denkt de geschiedenis: dat was een succesnummer, we herhalen het gewoon precies nog een keertje. En zo zal het gebeuren: ik zie mijn dochter van drie en zoon van anderhalf niet opgroeien, en zij moeten het doen zonder hun vader.

En wat kan ik eraan doen? Alleen maar huilen, en het in een boekje van me afschrijven.

Er is niemand die ik in elkaar kan timmeren (ik zou het niet eens kunnen of willen), er is geen wetenschapper die ik kan ontvoeren en kan vasthouden totdat hij een medicijn voor me ontwikkelt. Ik kan alleen maar proberen te accepteren dat dit mijn inktzwarte realiteit is en erop vertrouwen dat mijn kinderen dezelfde veerkracht hebben die ik genetisch in me had en dat ze ook met deze valse start, net als ik, een enorme dosis geluk in hun leven gaan meemaken. Dat zal voor een groot deel ook afhangen van hoe Remona met de situatie omgaat straks, maar daar heb ik onbeperkt vertrouwen in. Die is zo sterk.

Maar jeetje, heb ik ergens in mijn leven iets verkeerd gedaan waardoor ik al die medische ellende verdiend heb? Een dwarslaesie en terminale kanker. Ik ben nog nooit in aanraking geweest met de politie, heb altijd netjes mijn belasting en rekeningen betaald, ik heb altijd geprobeerd het juiste te doen. Ook als dat niet in mijn voordeel was. Ik heb verdomme bij *De Slimste Mens* nog een keer de opnames stilgelegd omdat ik per ongeluk op Philip Freriks' kaartje het volgende antwoord al had gelezen.

Anderzijds, misschien heb ik te weinig geld overgemaakt aan goede doelen. En ik heb ook weleens vrouwen mijn bed in gekletst met mooie praatjes. Maar nooit met valse beloften. Ik heb voordat ik *woke* was weleens een racistisch grapje gemaakt. Ik heb ook een keer Zwarte Piet gespeeld. Ik heb regelmatig scheidsrechters uitgescholden. Ik was weleens wat arrogant en in sommige periodes erg veel met mezelf bezig. Maar is dat voldoende voor de doodstraf? Dan had ik toch op z'n minst iemand om zeep moeten brengen? Overigens... als ik dat echt nog zou willen, kan ik dat nu doen. Voordat ze het onderzoek hebben afgerond, ben ik er toch niet meer. Maar ik zou echt niet weten op wie ik mijn machteloosheid zou willen botvieren. Misschien die baas van het RIVM die in februari nog verklaarde dat corona voor Nederland geen probleem zou worden, en daar nooit zijn excuses voor heeft aangeboden.

Het enige wat ik kan doen is mijn lot, dat zo pijnlijk is dat er geen adequate bijvoeglijke naamwoorden voor te vinden zijn, te accepteren. Als ik krachtig en gracieus naar mijn einde ga, dan helpt dat Remona, mijn kinderen en de familie met het begin van hun rouwproces. Het zal in elk geval beter zijn dan dat ik mijn laatste dagen alleen maar vul met zelfbeklag.

Overigens: mensen die voortijdig overlijden, worden onsterfelijk. Kunnen nooit meer iets verkeerd doen, niet verder aftakelen en blijven ook qua uiterlijk voor altijd jong.

Maar fuck fuck fuck, wat zou ik graag nog jarenlang dingen verkeerd doen, verder aftakelen, een lelijke oude kop krijgen, als dat betekent dat ik er nog een tijd kan zijn voor Remona, Livia en James.

ALS, DAN

23 april 2020

De afgelopen dag spelen er in mijn hoofd 'als, dan'-scenario's. Als de mensen die in 2002 in het ziekenhuis op mij moesten letten dat beter hadden gedaan, dan had ik geen dwarslaesie gekregen. Dan had ik ook geen verkrampte blaas gehad. Dan had ik ook niet meerdere keren per dag hoeven katheteriseren. Dan was er ook niet continu een blaasontsteking geweest. En de kans is groot dat er dan ook geen blaaskanker was ontstaan.

Ik hoorde laatst dat er in Amerika bij mensen met een dwarslaesie die regelmatig katheteriseren of een verblijfskatheter hebben elk jaar een scan wordt gemaakt vanwege hun verhoogde kans op kanker. In Nederland doet men dat niet. Als ik dit had geweten en er elk jaar dergelijk onderzoek was gedaan naar mijn blaas, dan was mijn kanker eerder ontdekt en had ik veel betere kansen gehad.

Hoe dankbaar ik het Nederlandse zorgstelsel, mijn ziekenhuis en mijn uroloog ook ben voor de warme en grondige manier waarop er het afgelopen jaar voor mij is gezorgd, ik vervloek Nederland dat hier – verdomme – nog steeds niet standaard onderzoek wordt gedaan naar blaaskanker bij mensen die veel katheteriseren.

Twee jaar geleden overleed mijn vriend Koos Alberts. Ook een dwarslaesiepatiënt die moest katheteriseren. Als we in dit land niet op sommige gebieden zo zouden achterlopen, was de kans groot geweest dat Koos nog gewoon zijn liedjes zong en dat ik later de bruiloften van Livia en James had kunnen bijwonen. Laat alsjeblieft zo snel mogelijk die jaarlijkse controle standaard worden ingevoerd.

Zo niet, dan kom ik bij iedere uroloog spoken, en niet zo'n beetje ook. Ik jaag ze 's nachts elke kamer van hun huis door. Lekker mensen onnodig kanker laten krijgen. Kap daar eens mee!

Maar alles begon dus bij mijn dwarslaesie. Die had voorkomen kunnen worden. Maar ja, dan was ik blijven voetballen en was ik nooit een rolstoelbasketballer geworden. Dan was ik niet op Papendal terechtgekomen en had ik Remona niet ontmoet. Dan waren Livia en James nooit geboren. Moet ik dankbaar zijn voor mijn dwarslaesie? Want ik had geen andere kinderen willen hebben dan de twee die me elke dag zo gelukkig maken. Maar het is dezelfde dwarslaesie waardoor ik vervolgens blaaskanker kreeg. In hoeverre zou ik willen dat mijn leven anders was verlopen? Ik ben in elk geval ongelofelijk trots – wat er verder ook gebeurt – dat ik aan de basis heb gestaan van het leven van mijn kinderen. Mijn internetbedrijf, mijn radioprogramma's, mijn interlandcarrière, mijn theaterprogramma's: ik ben er totaal niet meer mee bezig. Ik heb erover verteld wat ik te vertellen had in mijn laatste theaterprogramma, zodat Livia en James (mocht het ze ooit interesseren) kunnen horen wat hun vader zoal heeft uitgespookt. Maar nu het einde nadert, mijn focus vernauwt en ik alleen maar kijk naar wat er echt toe doet, dan zijn dat mijn familie, wat vrienden, maar vooral mijn gezin. En nu zet Magere Hein me schaak. Het wachten is op schaakmat.

BUURMAN FELIPPE

24 april 2020

Lieve lezer,

Ik moet je toegeven dat er nog één belangrijk verhaal is dat ik je nooit verteld heb. Wellicht was het eigenlijk eerst nog te moeilijk om op papier te zetten. Maar nu mijn dagen langzaam wegtikken, werd ik vannacht om vijf uur wakker en dacht ik opeens aan een gebeurtenis die ik alweer had weggestopt, maar die mij in mijn huidige toestand misschien nog een kans op overleven had kunnen geven. Geen idee hoe groot die kans zou zijn, wellicht 3 procent, 10 procent of 20 procent? Maar het was een kans geweest, en nu is mijn kans realistisch gezien nul.

Het gaat om het mogelijke wondermedicijn van Peter Paul. Toen ik in september uitzaaiingen bleek te hebben, heb ik hem natuurlijk gevraagd hoe lang het zou duren voordat ik het zou kunnen proberen, mocht de nood ooit aan de man komen. Peter Paul was eerlijk; hij zei dat het een lang traject was, dat ze ook moeite hadden om financiering te krijgen. De resultaten van het medicijn waren zo bijzonder dat de waarde van het bedrijf in potentie miljarden zou kunnen zijn. Sommige potentiële investeerders twijfelden, want voor een aanzienlijke investering zouden ze relatief weinig aandelen krijgen. Anderen vonden het verhaal te mooi om waar te zijn. Er waren ook gesprekken met chemofabrikanten, maar het gevaar was dat die boeven meer verdienen door kankerpatiënten jarenlang hun chemo te slijten dan met een wondermedicijn, en dan de rechten op het medicijn zouden kopen en het zo lang mogelijk op de plank zouden houden.

Kortom: Peter Paul koos ervoor om niet meer de hort op te gaan voor geld, maar met zijn beperkte budget het medicijn klaar te maken voor tests met mensen. Maar daardoor zou het wel twee jaar kunnen duren voordat ik er profijt van zou kunnen hebben. Twee jaar klonk voor mij erg lang. Het leek me niet realistisch dat ik er dan nog zou zijn, zeker toen in september al de eerste kleine uitzaaiingen gevonden werden. Vervolgens vroeg ik aan Peter Paul wat ervoor nodig was om het proces te versnellen en er bijvoorbeeld één jaar van te maken. Hij noemde een bedrag met zes nullen.

Dat heb ik ook niet eventjes op mijn rekening staan. Bovendien, het geld dat ik heb moet naar Remona, Livia en James als ik er straks niet meer ben.

Ken ik iemand die zo rijk is? Na een dag piekeren kon ik maar één iemand bedenken: Felippe.

Nadat mijn moeder was overleden, woonde ik met mijn vader, stiefmoeder en broertje in Buitenveldert. We hadden een tuin met een flink gat in de heg. Het klinkt erg Jip en Janneke, maar dit is gewoon echt waar: mijn broertje en ik klommen geregeld door dit gat om met de buurman te spelen.

Buurman Felippe bleek een alleenstaande scheikundeleraar die in zijn vrije tijd uitvindingen deed waar hij octrooi op aanvroeg. Hij kreeg te horen dat Michel en ik onze moeder net waren verloren en was erg met ons begaan. Regelmatig vroeg hij of we binnen wilden komen. Dan nam hij ons mee naar zijn werkkamer en had hij experimentjes uit zijn les voor ons meegenomen. Jong als Michel en ik waren, voor ons was Felippe een tovenaar.

Een paar jaar later verhuisden we, maar we bleven regelmatig afspreken om bij Felippe te spelen. Totdat Felippe de jackpot won met een van zijn octrooien: hij had een soort verbinding ontworpen die binnen twee jaar in elke autofabriek ter wereld gebruikt werd. Dit zorgde ervoor dat de euro's voortaan zonder dat hij nog wat hoefde te doen bij hem binnenstroomden. Hij had vaak aan ons verteld over zijn band met Mallorca (daar kwam zijn vader vandaan) en hij had daar een prachtige villa gekocht waar hij ging wonen.

Maar daar eindigde onze vriendschap met hem niet. Om de paar jaar gingen we bij hem op bezoek en mochten we in zijn prachtige huis logeren (het heeft vier badkamers). Hij kwam minimaal één keer per jaar naar Nederland en dan gingen we uitgebreid met hem eten in Hotel Okura, waar zich volgens hem het lekkerste Japanse restaurant van Amsterdam bevond. We spraken dan over onze levens en het nieuws, waarbij Felippe regelmatig stellig uit de hoek kon komen. Want hij had overal een sterke mening over en was lastig op andere gedachten te brengen. Wat ik dan eigenlijk wel weer een leuke uitdaging vond.

Hij kon zich nooit settelen; hij had genoeg aanspraak, maar in golddiggers had hij geen trek.

Sinds mijn twintigste verdien ik mijn eigen geld. Ik stond of rolde altijd op eigen benen en hoefde nooit om hulp te vragen. Soms wel een gunst. Dat ik bijvoorbeeld stage wilde lopen bij Ruud de Wild. Ooit las ik het boek *How to win friends and influence people* van Dale Carnegie, een klassieker uit 1936 waar ik ontzettend veel van geleerd heb.

Bijvoorbeeld: als je een brief of een e-mail naar iemand stuurt, begin 'm dan altijd met 'ik hoop dat het goed met je gaat' of 'is je vrouw al opgeknapt?' voordat je ter zake komt. Je moest eens weten hoeveel mensen dat niet doen!

Maar de belangrijkste regel uit het boek waar ik me altijd aan gehouden heb: als je iemand om een kleine of een grote gunst vraagt, zorg dan dat ze altijd respectvol en zonder gezichtsverlies 'nee' kunnen zeggen, zodat daarna de relatie goed blijft. Mijn mails waren blijkbaar altijd zo goed volgens die regels dat ik eigenlijk nooit een 'nee' kreeg.

Misschien heb ik een hoge gunfactor. Wellicht ligt het aan de rolstoel of ben ik gewoon aardig.

Ik weet uiteraard niet hoeveel geld Felippe op zijn rekening heeft staan. De laatste keer dat we het daarover hadden, schepte hij op dat hij aandelen in een aantal internetbedrijven had gekocht vlak voordat ze als een gek gingen stijgen. Daarna heeft hij zijn winst gepakt. Voor mij altijd een beetje pijnlijk, omdat ik de internetaandelen van mijn bedrijf nog in bezit had toen Nina Brink van World Online in 2000 de internetbubbel met haar twee duimen doorprikte. Ik was 95 procent van mijn waarde kwijt, en hij heeft daarna mooie beleggingen gedaan op Mallorca in vastgoed.

De man moest echt nog steeds heel veel geld hebben, maar jeetje, wat voelde ik me bezwaard om hem dit nu te vragen. Overigens: er was voor hem ook een zakelijke *upside*. Hij zou voor zijn investering in het medicijn ook een pakket aan aandelen krijgen en mocht het medicijn echt zo goed werken als we allemaal hopen, dan zou hij zijn geld dubbel en dwars terugverdienen.

En nu stond ik op het punt om de grootste en belangrijkste gunst uit mijn leven te vragen. Maar fuck, kan ik het iemand aandoen om zo'n vraag te stellen? Stel hij zegt 'nee', zadel ik 'm dan niet met een trauma en een schuldgevoel op?

Die avond vroeg ik Michel om langs te komen. We vonden het een duivels dilemma. Ik vroeg: 'Vind je dat ik het kan maken?'

Michel antwoordde: 'Nee, eigenlijk niet... Maar aan de andere kant... kun je het maken om het hem níét te vragen?'

'Wat bedoel je?'

'Straks ga je dood en blijkt achteraf dat-ie je graag had willen helpen.'

Met Dale Carnegie in mijn achterhoofd pakte ik mijn telefoon, in de hoop dat Felippe nog voldoende kapitaal had en uit zijn liefde voor mij er alles aan zou doen om mij proberen te helpen.

Ik trilde toen ik de FaceTime-oproep deed. Felippe nam op. Hij lag aan zijn zwembad. 'Hey Marc, amigo, hoe gaat het met je?' vroeg hij.

Ik antwoordde dat het slecht met me ging. Dat de artsen verteld hadden dat ik uitzaaiingen had en dat ze me niet meer konden genezen. Dat ze met immunotherapie (wat 20 procent kans van slagen had) mijn leven nog maximaal twee jaar zouden kunnen rekken.

'Wat vreselijk,' zei Felippe.

'Ja, ik kan het gewoon niet bevatten,' antwoordde ik, 'maar het is heel belangrijk dat het absoluut geheim blijft. Alleen mijn ouders, broers en zussen weten het. Verder houden we het stil.'

'Ik zou willen dat ik wat kon doen, wat een machteloze situatie is dit,' verzuchtte Felippe.

'Nou, daar belde ik je voor... Ik vind het heel moeilijk om dit aan je te vragen en voel je absoluut vrij om hier nee op te zeggen, maar er is een medicijn in ontwikkeling dat momenteel muizen van allerlei soorten kankers geneest. De laboratoriumresultaten zijn ongelofelijk. Ik weet niet hoe groot de kans precies is dat dit net zo goed op mensen werkt, maar de ontwikkelaars zijn er heel enthousiast en hoopvol over. Enige probleem: het duurt nog twee jaar voordat ze er mensen mee kunnen helpen en dat komt voor mij waarschijnlijk te laat. Maar als ze nu snel een extra investering krijgen, kan het proces versnellen en zou het al binnen een jaar kunnen. Daar staat dan tegenover dat je aandelen krijgt in het medicijn. Dus als het echt werkt, verdien je er heel veel geld mee, en je hebt een kans, ik weet echt niet precies hoe groot, dat je mijn leven hiermee redt. Ik wil graag dat je het goed onder de loep neemt, er met je bevriende oncologen kritisch naar kijkt en alleen instapt als jij óók denkt dat het medicijn kans maakt om mensen beter te maken en het voor jou een goede investering is.'

'Ik snap het, ik ga er serieus naar kijken,' zei Felippe. 'Hoe gaat dit verder, want er is natuurlijk haast bij?'

'Wat fantastisch,' zei ik, 'ik breng je meteen in contact met Peter Paul, de man achter het medicijn, en ik ga er dan zelf tussenuit.'

'Perfecto!' zei Felippe. 'Ik maak direct een belafspraak met 'm!'

Twee weken lang hoor ik niks van Felippe en Peter Paul. Blijkbaar zijn ze nog steeds met elkaar in gesprek.

Dan ontvang ik een mail van Felippe aan Peter Paul waarin ik ben ge-cc'd. Felippe heeft met pijn in zijn hart besloten niet in het medicijn te investeren. Ik schrik me rot. Ik lees zijn argumentatie kritisch door. Er staat nergens dat hij en zijn bevriende oncologen niet in het medicijn geloven. Überhaupt staat er niks over het medicijn in zijn mail. Hij heeft vooral de balans van het bedrijfje kritisch bekeken en de voorlopige waardering van de firma, op basis waarvan hij ervan afziet. Ik merk dat het me enorm verrast. De eerste keer dat Dale Carnegie me zo hard in de steek laat. Gek genoeg voel ik geen boosheid. Waarschijnlijk omdat ik het echt oprecht meende toen ik zei dat hij echt 'nee' mocht zeggen. Nu voel ik me eerder een beetje vertwijfeld of een andere manier van vragen verschil had gemaakt.

Bovendien, je bent wel een enorme knuppel als je eerst iemand een gracieuze manier geeft om 'nee' te zeggen om vervolgens boos te worden als hij daar daadwerkelijk gebruik van maakt.

Dus stuurde ik Felippe een vriendelijke mail dat de uitkomst voor mij zeer teleurstellend was, dat ik het jammer vond dat hij voor zover ik het kon zien alleen boekhoudkundige argumenten gebruikt had en dat ik had gehoopt dat hij vooral naar het medicijn zelf zou kijken. Dat de exacte balans en waardering van het bedrijf erachter niet de cruciale factor zou moeten zijn, maar dat ik zijn beslissing uiteraard zou accepteren.

Hij heeft deze mail nooit beantwoord. In plaats daarvan deed hij hard zijn best om me met allemaal trials van over de hele wereld in contact te brengen. Hij heeft me ermee platgebeld. Vervolgens ging mijn oncoloog het telkens voor me uitzoeken en bleken ze helaas niet zinvol voor me.

Toen ik vannacht wakker werd, bedacht ik me dat als ik een halfjaar terug in de tijd kon, ik duidelijker had moeten zijn, geen Dale Carnegie maar gewoon: 'Beste Felippe, je bent helaas de enige die ik ken die misschien mijn leven kan redden, ik smeek je dat je me hiermee helpt.' Maar om zoiets te mailen zit gewoon niet in mij. Misschien ga ik liever eervol dood dan dat ik smeek.

Ik was dit allemaal eigenlijk een beetje vergeten. Ik denk dat ik het had weggestopt. Maar goed, nu zijn de uitzaaiingen zodanig dat duidelijk is dat mijn einde nadert en dat ik het niet nog tot eind 2021 ga volhouden, wanneer het medicijn beschikbaar komt. Vanwege corona heeft de ontwikkeling sowieso vertraging opgelopen, dus misschien wordt het moment dat ik het kan gebruiken wel 2022.

Het was absoluut niet zeker dat met Felippes investering het medicijn op tijd zou zijn gekomen voor me; feitelijk zou ik het dan vanaf nu nog een dik aantal maanden vol moeten houden en of dat lukt, is op dit moment zeer onzeker. En ik weet natuurlijk niet of het überhaupt mijn kanker zou hebben genezen. Maar de wetenschap dat dit medicijn eraan kwam, heeft me altijd het gevoel gegeven dat als ik het met de immunotherapie 'gewoon' twee jaar vol zou houden er daarna misschien toch nog een Houdini-act in had gezeten. Maar nu is er helemaal niks.

Als ik Felippe bel over de slechte CT-scan en uitleg dat ik niet lang meer heb, barst hij in tranen uit. Hij vindt het verschrikkelijk. Ik ben vorig jaar niet bij dat cruciale telefoongesprek tussen Felippe en Peter Paul geweest. Ik weet niet hoe dat gegaan is. Ik vermoed dat Peter Paul zonder twijfel duidelijk heeft gemaakt dat het allerminst zeker was dat Felippes investering mij zou redden. Dat het medicijn zich nog in een vroeg stadium bevond en dat er dan nog veel kan mislukken. Peter Paul zou het vast niet op zijn geweten willen hebben om een paar miljoen te pakken en dan een jaar later als ik het medicijn gebruik en alsnog dood neerval te moeten zeggen: 'Sorry, mislukt, maar bedankt voor het geld.'

Wat me opeens te binnen schiet en waar ik echt nooit aan gedacht heb... Misschien heeft Felippe het medicijn wel binnenstebuiten gekeerd met de beste oncologen en hebben die 'm verteld: de kans dat het werkt is klein, de kans dat het op tijd komt misschien nog kleiner. Was de conclusie dat deze laatste strohalm kansloos was, maar dat hij het niet over zijn hart kon verkrijgen om de boodschapper te zijn, mij mijn kans op langer leven te ontnemen en was dat de reden dat hij het met zakelijke argumenten afschoot en er verder nooit meer met me over gesproken heeft.

Maar ik ben hier heel lang helemaal niet mee bezig geweest. Het ging goed met me! De immunotherapie waarmee ik in september was begonnen, zorgde ervoor dat ik me in oktober al veel beter voelde en ik was ervan overtuigd dat ik daardoor wel twee jaar extra had. Dan kon Peter Paul verder werken aan zijn medicijn en maakte de keus van Felippe voor mij niet zoveel verschil.

Ik ben een dag gefrustreerd geweest toen dit hele verhaal weer naar boven kwam, maar mijn plan is om in harmonie te sterven en dan moet ik mezelf maar wijsmaken dat als Felippe op dag één twee miljoen zou hebben gestort, ze in oktober de productie zouden hebben opgeschaald, dat ze vervolgens in maart in de problemen zouden zijn gekomen door corona en dat het dan sowieso heel moeilijk zou zijn geworden. Mijn kanker heeft gewoon te snel een omweg gevonden om de immunotherapie. Dat is botte pech, na al die andere belachelijke rotkaarten die ons al waren toebedeeld.

Alleen nog een laatste gedachte: stel dat dat mogelijke wondermedicijn uiteindelijk echt net zo goed blijkt te werken op mensen als op muizen, hoeveel andere kankerpatiënten had je dan kunnen redden door het één jaar eerder op de markt te brengen?

HARDE WAARHEID

25 april 2020

Er is één belangrijke vraag die ik moet stellen voordat ik doodga. En dus mail ik vandaag Peter Paul. Geen Dale Carnegie meer, maar gewoon een directe vraag.

'Beste Peter Paul, jullie zijn het medicijn nu volop aan het ontwikkelen, maar de komende tijd nog niet toe aan testen met mensen. Zoals het er nu naar uitziet, ga ik het niet halen om daarop te wachten. Stel nou – hypothetisch – dat jij "per ongeluk" wat medicijn op tafel laat liggen in jouw lab en dat mijn broertje dat "toevallig" daar zou zien liggen, zou ik dan nog wél gered kunnen worden?'

Ik krijg al snel antwoord. Peter Paul legt uit dat als hij zoiets zou doen hij zeer illegaal bezig zou zijn, maar dat zelfs als hij dat voor me zou willen doen het nu niet mogelijk is. Door het beperkte budget gaat de ontwikkeling nog steeds langzaam. Bovendien testen ze nu op dieren en hebben ze alleen medicijn in dosissen voor kleine dieren. Om dat op te schalen, moeten ze zeker zes weken op volle kracht aan de slag in een lab. Probleem daarbij is dat het primaire lab waar ze meer werken zich in Italië bevindt, en in verband met corona ligt daar alles stil. In India is ook een lab dat onlangs op halve kracht is geopend, maar daar kunnen ze de moleculen van het medicijn nu niet naartoe krijgen. Want er is totaal geen postbezorging meer.

Kortom: zelfs als ze speciaal voor mij nu nog een dosis van het medicijn zouden willen maken, is in deze coronatijd niet te zeggen hoe lang dat zou duren. Plus dat het dan een versie is die nooit op mensen getest is (welke dosis?) en bovendien een enorm illegale en levensgevaarlijke actie zou zijn.

Het was voor mij natuurlijk een teleurstelling om te lezen dat het medicijn zelfs op een stiekeme manier niet op tijd zou komen. Dan heb ik echt geen enkel alternatief meer (behalve die kutchemos, die je als je geluk hebt wat maanden extra geven).

Vreemd genoeg was er ook opluchting. Ik kon die rare hoop op een lastminuteredding door Peter Paul naast me neerleggen en nu volledig onder ogen zien wat ik eigenlijk al onbewust heel lang wist: binnen nu en niet al te lange tijd word ik begraven naast mijn moeder Jasmin.

KWAKKELKONING

26 april 2020

De afgelopen dagen had ik minder energie; alles kostte me extra moeite. Ik voelde me de kwakkelkoning. Ik moest soms echt vechten om de kracht op te brengen om te douchen, met de lunch aan tafel te zitten, als er bezoek komt voor het raam te zitten of in de tuin, om 's avonds met het gezin te eten en daarna onze standaard drie liedjes disco te dansen waarna we de kinderen naar bed brengen, en als ik dan nog puf heb met Remona en Brian een spelletje te spelen. Het klinkt misschien allemaal als wat veel op een dag, maar toen ik afgelopen maandag in de dierentuin was, had ik veel meer energie. Bovendien: als ik straks echt helemaal niet meer uit bed kan, kan ik nog lang genoeg liggen. En daarná wordt liggen mijn fulltimebaan. Trouwens, alles bij elkaar ben ik maar zo'n zes uur uit bed per dag, soms zeven, dus zoveel is het ook weer niet.

Maar die uren in de rolstoel voelen wel zwaar. Is het aftakelen al begonnen en de weg naar beneden ingeslagen? Ik heb mijn oncoloog verteld hoe slecht ik me voel en hij heeft uit zichzelf voorgesteld dat ik vrijdag 1 mei een bloedtransfusie krijg. Wow, wat een lief cadeau! Zo fijn, dan kan ik de tijd die me rest in elk geval met wat meer energie tegemoet treden.

Hoe slap ik me ook voelde, ik wilde afgelopen weekend graag even naar buiten met de kinderen. Remona pakte haar bakfiets en zette Livia en James op hun stoeltjes. Ik koppelde voor het eerst in weken mijn handbike aan mijn rolstoel. Ik zette het elektrische motortje zodanig aan dat ik met weinig kracht toch snelheid kon maken en we begonnen aan ons rondje door Badhoevedorp. Het was heerlijk! Ik fietste naast mijn kinderen en dat motiveerde me om het vol te houden. We reden langs het huis van de ouders van mijn beste vriend. Zijn moeder stond voor het raam, ze zag ons en rende naar buiten. Ik kreeg bijna een omhelzing, dus ik fietste weg terwijl ik riep: 'Lieverd, minimaal twee meter!'

Ook de vader van mijn vriend kwam naar buiten. Het was een fijn gesprek. We namen afscheid. Ik bedacht me dat ik ze nu waarschijnlijk nooit meer zou zien. Maar ja, dat heb ik nu bij elke ontmoeting. Je weet het niet.

Op zondag realiseerde ik me dat ik heel lang mijn banden niet had opgepompt. Wat een sukkel ben ik. Ze waren bijna plat. Vandaar dat alles in de rolstoel zo zwaar gaat! Remona en ik reden naar de meterkast waar mijn automatische luchtpomp staat, we hadden binnen twee minuten mijn banden weer op vol volume en dat maakte een wereld van verschil. Of er een correlatie is weet ik niet, maar vanaf dat moment voelde ik me fitter, maakte makkelijk langere uren in mijn rolstoel, en dan moet die bloedtransfusie nog komen.

Remona en ik zijn geen kankerexperts, en tot nu toe hadden we altijd wel een positieve uitleg die niet bleek te kloppen, maar we kregen wel het gevoel: als je je zo goed voelt, ga je de komende tijd echt nog niet dood.

Ondertussen blijft humor een uitlaatklep voor me. Ik draai op mijn buik en Remona probeert me recht te leggen: 'Je ligt echt te scheef, lieverd!'

Ik antwoord: 'Ja, maar ik ben ook ontzettend scheef, mijn ruggengraat is model geweest voor het circuit van Zandvoort. En weet je, ik maak me weleens zorgen, dat ik straks negentig ben en er alleen voor kom te staan. Probeer dan maar eens met die kromme rug en een bochel aan een fatsoenlijke nieuwe chick te komen!'

Of als de complete familie van Remona in de groepsapp een weekendje naar een bungalowresort boekt voor begin volgend jaar, kan ik het niet nalaten om meteen te reageren met: 'Top! Ik verheug me erop!'

BOOS OP PAPA

27 april 2020

De rolverdeling is als volgt: ik poets Livia's tanden. Remona die van James. Dan help ik Livia in haar pyjama en lees ik haar voor. Remona doet dat bij James. Als ik klaar ben bij Livia en Remona bij James, wisselen we en lees ik James voor.

Maar vanavond is Livia furieus. Ze wil door mama gepoetst worden, papa moet weg. Ik zeg dat ze binnen vijf seconden klaar moet staan om te poetsen, anders moet ze naar haar kamer. Ze negeert me volledig en dus vraag ik Remona om Livia in haar kamer op te sluiten.

Daar gaat Livia volledig tekeer. Om de vijf minuten steek ik mijn hoofd naar binnen en zeg ik dat ze eruit mag als ze even tanden met me gaat poetsen. Maar ze schreeuwt alleen maar 'mama' en dat ik weg moet. 'Ik hou niet van jou!'

Na drie keer hetzelfde tafereel, waarbij ze steeds panischer is gaan huilen, besluit ik haar kamer in te gaan en haar te omhelzen. 'Eerst rustig worden, dan gaan we even praten. Papa is niet boos.'

Ik vind het stiekem fijn om te doen: de kinderen troosten als ze doorgedraaid zijn. Het lukt me bijna altijd. Langzaam wordt haar ademhaling rustiger en is ze in staat om weer een beetje te praten.

'Livia, ben je boos op papa omdat ik doodga?'

'Ja!' zegt ze volmondig.

'Dat snap ik heel goed. Dat is ook superstom van papa, maar papa kan daar zelf niks aan doen. Ik ben er ook heel boos om.'

Vervolgens maak ik een opvoedkundig foutje.

Ik pak haar beentjes en doe alsof ik er schopjes tegen mijn hoofd mee geef: 'Stomme papa, dat je doodgaat!' roep ik erbij. Later bedenk ik me dat ik haar nu leer dat je mag schoppen als je boos bent. Oeps. Dat moet Remona haar dus straks weer afleren.

Soms begint Livia weer te huilen en soms huil ik mee.

'Het is goed om boos te zijn, en verdrietig. Dat is heel normaal. Maar papa is nog niet weg, we gaan ook gewoon nog leuke dingen doen samen.'

Remona heeft het vanaf de gang gehoord. Als ik Livia omhels en we samen nog een keer huilen, voel ik Remona's armen om ons heen krullen. Ze huilt met ons mee.

Later concluderen Remona en ik dat we te veel in korte tijd met Livia over mijn naderende dood hebben gepraat. Dat we het voorlopig niet meer ter sprake brengen, behalve als ze er zelf over begint. Ongelofelijk dat een meisje van drie hier allemaal mee moet dealen.

TOT DE DOOD ONS SCHIJT

28 april 2020

Remona kwam bijna tien jaar geleden een jongen in een rolstoel tegen. Ze keek niet naar de stoel, maar naar de jongen. Jarenlang had ik wel een dwarslaesie, maar was ik niet gehandicapt, ik kon alles zelf en kon – wel met wat moeite – mee in het tempo van Remona. We waren een normaal stel. Als we op vakantie gingen, moesten we even extra checken wat voor badkamer ze hadden, ik ging wat langzamer het zwembad in, als we op pad gingen moest ze de rolstoel achter in de auto zetten, de standjes in bed waren wat anders, mijn orgasme bleef soms uit, maar verder was het echt geen heel gekke relatie omdat de een fysiek wat mankeerde en de ander niet.

Toen kwam kanker. En had ik opeens een ernstige ziekte én een dwarslaesie. Mijn onafhankelijkheid in de rolstoel is gebaseerd op het feit dat ik altijd heel sterk en fit was. Daar wilde kanker wel even verandering in brengen. Gelukkig niet de hele periode, maar wel zo nu en dan. Dus waren er periodes dat ik afhankelijk was van Remona's hulp.

Nu kan ik niet meer zonder Remona's hulp. Ze verzorgt nog steeds elke dag mijn wond. Vol overgave. Ze zegt dat ze het inmiddels wel een rustgevend moment van de dag vindt, om twee keer achter elkaar die 10 meter gaas door een klein gaatje in mijn heup naar binnen te duwen. Nu is ze er ook wel sneller in geworden, als een volleerd wondverpleegkundige.

Inmiddels verschoont ze ook alweer anderhalve maand mijn kont. Meerdere keren per dag checkt ze de luier en als die vies is, pakt ze een nieuwe luier, wat doekjes en de slagroomspuit, oftewel het witte foam dat ervoor zorgt dat mijn billen niet beschadigen. Zonder morren verschoont ze me. Terwijl er in het begin nog veel emotie bij was, zowel aan haar kant om het te moeten doen, en aan mijn kant om het te moeten ondergaan, lijkt het nu de normaalste zaak van de wereld dat een pasgetrouwd echtpaar dit samen doet. Terwijl we eerst minuten worstelden om de luier om te krijgen, tovert ze 'm nu als een volleerd verpleegkundige in één soepele beweging om mijn kont.

Regelmatig bekijken we samen de inhoud van de luier. Ziet de poep er gezond uit? Zit er bloed bij? Aangezien er ook uitzaaiingen richting mijn darmen gaan, is het fijn dat mijn ontlasting er wel nog gezond uitziet. Zodra dat verandert, is dat wellicht een voorteken dat ik achteruitga.

Doordat ik een doorligwond heb op beide heupen, kan ik alleen op mijn rug en buik liggen. Bij het draaien helpt ze me ook. Dan gaat het niet alleen om de draai zelf, maar ook om het precies strategisch neerleggen van een kussen, zodat mijn wonden vrij van het matras liggen. Daarnaast is mijn huid op sommige plekken dun geworden en daardoor wondgevoelig, zoals op mijn hielen. Die waren continu rood als ik lang gelegen had. Dus bestelden we via internet een soort beschermende 'moonboots' die Remona nu meerdere keren per dag bij me aan- en uittrekt.

Als we zouden willen, zou Remona niks voor me hoeven doen. Dan komt de thuiszorg vier keer per dag en dan doen zij dat. Maar daar heeft ze geen trek in (afgezien van het coronagevaar) en dus is het haar bewuste keuze dat ze dit zelf voor mij wil doen.

Laatst hadden we in een omhelzing onbedaarlijk gehuild. Vervolgens had ik 's nachts weer enorm gezweet. Bij de wondverzorging kwam er wat bloed uit de wond. Het spetterde op het laken. Toen Remona het laken eraf haalde om het te verschonen, riep ik dat ze André Hazes in haar handen had. Ze had geen idee waar ik het over had. Ik begon te zingen: 'Met bloed, zweet en tranen!'

Intussen vraag ik me af wat ik nog voor haar terug kan doen. Het enige wat ik echt nog op mijn oude niveau kan, is denken en praten.

Dat zijn sowieso altijd mijn sterkste kwaliteiten geweest. Dus praat ik haar door de moeilijke momenten heen en bereid ik haar zo goed mogelijk voor op het feit dat ze me straks kwijtraakt, dat dat niet betekent dat haar leven of dat van de kinderen mislukt is. Dat het er allemaal van afhangt hoe ze er zelf mee omgaat. Ik help haar met haar plannen voor na mijn afscheid. Dat ze natuurlijk dicht bij haar ouders wil gaan wonen en zal gaan verhuizen. Dat ze moet zorgen dat onze kinderen een goede en hopelijk intensieve band met mijn kant van de familie houden, maar dat ze zélf tot niks verplicht is. Vrienden kies je, (schoon)familie word je mee opgezadeld. Als je mazzel hebt klikt het. Zo niet, dan doe je beleefd.

Maar straks is Remona een kersverse weduwe en dan moet ze echt gewoon doen wat voor haar het beste is om die tijd door te komen. Dat zal primair gebeuren met steun van haar eigen familie en vrienden. Ik kan me voorstellen dat mijn familie in die fase ook graag betrokken blijft, maar daar moeten ze haar wel de ruimte voor geven. Al die goedwillende mensen die haar dan willen zien om haar te steunen, lijkt me enorm stressvol.

Ik geloof dat ik nu wel over mijn graf heen aan het regeren ben. Terwijl mijn bedoeling is dat iedereen nadat ik er niet meer ben vooral doet wat hem of haar gelukkig maakt.

Als er maar geen oma Hilda-situatie ontstaat. Dat was de moeder van mijn moeder Jasmin. Zij verloor begin 1980 haar man, tien maanden later haar dochter en vervolgens zag ze haar kleinkinderen op verjaardagen en een incidenteel bezoekje. Nu ik daarop terugkijk, was dat best lelijk gedaan van mijn vader. Arme oma Hilda.

Dus ik hoop dat Livia en James wel intensief contact houden met de 'De Hond'-kant van de familie. Dat ze leuke uitstapjes of logeerpartijtjes regelen met mijn vader, zijn vrouw en dochter, mijn broer en zijn vrouw en kinderen, en dat ze Livia en James dan bij Remona komen ophalen. Als Remona zin heeft om mee te gaan: prima, en anders zou dat ook geen probleem hoeven te zijn.

Het is in de handen van mijn familie. Ik kan er straks niks meer aan doen.

DE PRACHTIGE DOOS VAN TIM

30 april 2020

De oudste broer van Remona is houtbewerker. Een echte tovenaar met hout. Hij werkt aan jachten waar miljardairs vermogens voor neertellen. En hij heeft in overleg met Remona een bijzonder cadeau gebouwd: een herinneringsdoos. Hij is niet normaal mooi. Ik heb zo weinig verstand van hout dat ik het vocabulaire mis om uit te leggen hoe prachtig de doos is. Op de voorkant staat in hout uitgelaserd: *Voor Livia en James* en aan de binnenkant staat: *Van papa*. Hier kan ik spullen voor de kinderen veilig in opbergen.

Ik zeg tegen Tim dat ik wil dat Remona me in de lengte optilt voor een knuffel tegen het raam, zo blij ben ik ermee. (Fysiek niet veilig, dus niet gedaan.)

Meteen bedenk ik wat ik erin kan stoppen: mijn paspoort, rijbewijs, pinpasjes, het sleutelkoord dat ik twaalf jaar gebruikt heb, hun eerste tekeningen voor mij, maar ik bedenk me ook dat ik nog voor allerlei belangrijke verjaardagen en momenten handgeschreven kaarten wil schrijven met daarbij een persoonlijk cadeau. Ik kan er niet te veel van verklappen, want als ze dit boek al lezen voordat de enveloppen open mogen, dan is de verrassing weg.

Eentje geef ik weg, want ik denk dat James voor z'n achtste zich hier nog niet doorheen worstelt. Maar jarenlang zie ik mijn vrienden trots foto's posten van het moment dat ze voor het eerst met hun zoon de Arena in lopen voor de eerste stadionwedstrijd met hun kind. Opeens realiseer ik me dat dit een van de vele dingen is die ik met pijn in het hart moet gaan missen. Maar dat neemt niet weg dat ik wil dat mijn kinderen die ervaring meemaken. Dus bestel ik online een mooie kaart die ik zelf kan aanpassen. Een jongetje met de naam 'De Hond' achterop neemt een penalty in de Arena, terwijl overal spandoeken hangen met 'Hup James'. Het bijbehorende cadeau is een seizoenskaart voor hem, Livia en mijn broer. Ik moet huilen omdat ik het zo'n mooi idee vind.

In een brainstorm van een paar uur bedenken Remona en ik prachtige ideeën voor verrassingen van papa die altijd in de prachtige doos van Tim op hen liggen te wachten.

HET KAN OOK NOOIT EENS NORMAAL

1 mei 2020

Alsof het mijn verjaardag was had ik ernaar afgeteld: 1 mei, de dag van mijn bloedtransfusie. Dat extra beetje kracht dat me over mijn slappe dagen heen kan helpen en me misschien zelfs nog wat uitstapjes met de kinderen zou kunnen opleveren. En anders extra puf om mee te spelen in de tuin.

Maar er was een probleem. De planning van het ziekenhuis zat zo vol dat ze alleen plek voor me hadden om acht uur 's ochtends. Au. Dat kun je eigenlijk niet vragen van een terminale kankerpatiënt met een dwarslaesie en een verstoorde temperatuurregulering. Maar goed, het was dit, of niks, en ik dacht: dit wil ik zo graag, dit bikkel ik wel even. Voor één keer om zes uur opstaan, en dan om halfacht de kou en de auto in.

Ik werd voor de wekker wakker. Goed teken. Over een paar uur zou er nieuw krachtig bloed mijn aderen binnenstromen. Ik douchte snel, kleedde me voor de zekerheid extra warm aan: T-shirt, trui, vest en winterjas. Zo ging ik naar buiten. Na twee maanden was ik de transfer vanuit de rolstoel naar de auto nog niet verleerd. Remona zat achter het stuur. Normaal moeten patiënten solo de polikliniek in, maar ik zag het niet zitten alleen; ik ben te slap en bang dat ik halverwege het ziekenhuis niet goed zou worden in mijn eentje. En dus liet ik Remona mijn rolstoel duwen en keek ik zo verdwaasd mogelijk voor me uit toen we bij de receptie aankwamen.

Remona voert het woord: 'Ik heb hier de heer De Hond, hij moet eerst bloed prikken.'

De receptionist antwoordt vriendelijk: 'Uitstekend, dat is op 1 hoog.'

Als we net het hoekje om lopen, gieren we van het lachen. Bij het bloed prikken is maar één loket open. Daar staat een dame die blijkbaar niet de juiste formulieren heeft stennis te maken en dat duurt twintig minuten. Die had ik net zo goed in bed kunnen blijven liggen. Ik kijk om me heen en zie dat iedereen keurig anderhalve meter afstand houdt. Behalve de dame die is aangesteld om daarop toe te zien. Zonder beschermende kleding geeft ze iedere patiënt het nummertje waarop staat wanneer ze aan de beurt zijn in hun hand. Ik ga naar haar toe en zeg: 'Waarom zet je halverwege geen tafeltje neer?' Leg je 't daarop. Ging ze zelf niet over.

Ik voel dat mijn krachten alweer wegvloeien. Ik wil snel het controlebloed prikken (daarmee wordt mijn donorbloed gecheckt) zodat ik boven op de dagbehandeling lekker kan gaan liggen.

Eindelijk kom ik boven aan. 'Hebben jullie al een bed voor me?' vraag ik aan de dame achter de computer die ik het afgelopen halfjaar elke drie weken heb gezien voor de immunotherapie. 'Ik ben doodmoe, dit is veel te zwaar voor me,' zeg ik met tranen in mijn ogen.

'Ja, je mag meteen mee.'

'O, wat fantastisch, dank je wel.'

Ik plof neer. Ik ben ook nog eens twaalf uur nuchter gebleven, omdat er een foutje op mijn formulier stond. Ik was volledig leeg. En toen begon de trilaanval. Mijn lijf begon vreselijk te trillen, net zo pijnlijk als vier weken geleden in het ziekenhuis. Ik kreeg dekens, een warmtedeken en ook Remona weer boven op me (wat moet ik zonder haar?) en dan nog duurde het een uur voordat we ons door de aanval heen hadden gevochten, wederom liedjes zingend – dat blijft een goede tactiek. Op dat moment was mijn temperatuur 40 graden, de bloedtransfusie heel ver weg, en moest ik eerst op de Spoedeisende Hulp uitgebreid onderzocht worden. Al snel voelde ik me goed en was mijn temperatuur trouwens ook weer prima, en dat zelfs zonder paracetamol. Dat stemde hoopvol.

Beneden bij de Spoedeisende Hulp kom ik op een isolatiekamer. De verpleegkundige komt met een bril en mondkapje binnen. 'O god, jullie verdenken me van corona. Ik heb verdorie mijn gezin al acht weken opgesloten in ons huis alsof het Ruinerwold is! Ik weet nu tweeënhalve week dat ik doodga en mijn familie moet van achter een raam met me praten alsof ze op bezoek zijn in de Bijlmerbajes. En ik moet alweer eerst een coronatest en CT-scan voordat we verder kijken, alleen maar omdat ik koorts heb, iets wat gewoon prima past bij mijn ziektebeeld?'

Tja. Ik weet ook wel dat ze me niet zomaar kunnen geloven, en dat eerst moet worden bewezen dat ik nog steeds geen corona heb voordat ze me onbeschermd kunnen behandelen, maar ze maken er wel weer een spannend toneelstuk van, met als effect dat elke keer dat ik bel ze volledig hun pak aan moeten doen. Levert veel vertraging op, maar goed.

Uit mijn bloedwaarden hadden ze ondertussen wel opgepikt dat mijn infectiewaarden een stuk hoger zijn dan de laatste keer dat ik hier was en dat mijn HB-waarde was gekelderd. Er was dus wel degelijk iets aan de hand. De urinebacterie kan ik me niet voorstellen, want mijn plas is nog steeds helder en stinkt niet. Zou het vanuit het abces onder uit mijn buik kunnen komen? Ik zie dat in mijn lies een aardige bult is ontstaan op de plek waar eerst de viezigheid uit mijn abces uit zichzelf naar buiten dreef. Ik zou er zo graag even in knijpen om te zien wat eronder zit. Uit mijn wond kan het niet komen. Die houdt Remona gewoon schoon. Of is het gewoon de kanker die eindelijk na al die tijd zijn gezicht laat zien en me een voorproefje geeft hoe ze me kapot gaat maken? Het is niet te zeggen en ik weet niet waar ik op kan hopen. Remona en ik vragen elkaar voordat ze naar huis gaat of er nog dingen zijn die niet besproken zijn, mocht het toch opeens snel mis met me gaan.

Ze zegt dat ze zich eerst heel zeker voelde dat ze het wel ging redden alleen met de kinderen, maar soms is ze daar erg onzeker over. Dat lijkt me de normaalste zaak van de wereld! Hoe kun je nu continu zeker zijn dat je zo'n berenklus wel even flikt? Ik zou willen dat ik mijn zelfvertrouwen ook kon overdragen.

Ze is bang dat ze niet aan de kinderen en de familie kan geven wat ik geef: alle grapjes, het slappe gelul, de leuke verhalen en de gekke ideeën.

Ik antwoord: 'Wacht, jij denkt dat als ik er niet meer ben dat iedereen verwacht dat jíj Marc de Hond wordt? Wat is dat nou voor geks?'

'Ik zou het zo graag allemaal willen kunnen,' zegt ze.

'Weet je hoe graag ik zorgzaam en attent zoals jij zou willen zijn daar straks in het hiernamaals?' grap ik. 'Maar ook dat zit er niet in!'

Ik bedenk me dat ik toch heel graag mijn afscheidsspeech die ik inmiddels al had opgenomen voor mijn afscheidsdienst samen met haar wil bekijken. Dan maar geen verrassing. We kijken, luisteren en huilen. Ze vindt het prachtig. Ik hoop zo dat ze er altijd naar kan kijken en er kracht uit kan putten.

Op basis van een snel gemaakte CT-scan met schone longen mag ik voorlopig naar mijn favoriete afdeling op oncologie. Maar daar blijven ze me als coronapatiënt behandelen, inclusief plastic dat hun hele gezicht bedekt. De grap is dat ik zelf in mijn digitale patiëntendossier om tien uur 's avonds al gelezen heb dat ik definitief geen corona heb. Maar dat is bij de verpleging blijkbaar niet bekend. Ze blijven me de hele nacht in vol ornaat behandelen. Ik zeg maar niks, want zolang zij volledig afgedekt zijn, gaan ze míj in elk geval nergens mee besmetten.

De oncoloog zet vooralsnog in op dezelfde urinebacterie als de vorige keer, dus ik krijg meteen de Meropenem: de zwaarste antibiotica. Maar omdat mijn bloed zo slecht is, ook meteen drie zakjes bloed! Daar hoor je mij niet over klagen.

In mijn situatie kan elke week mijn laatste zijn. En op een dag is dat ook daadwerkelijk zo. Is de snelle terugkeer van de infectie een incident of het begin van het einde?

ESCAPE

2 mei 2020

Gisteravond heb ik er nog eens heel goed en logisch over nagedacht: geloof ik echt dat ik nu alweer een urineweginfectie heb? Twee weken na een zware antibioticakuur? Twee weken waarin Remona en ik mijn stoma continu schoon hebben gehouden?

Ik heb een verpleegkundige gevraagd mijn urinezak te legen en dan een klein beetje in een glas te doen, zodat ik het kon onderzoeken. Heldere urine. Ik steek mijn neus erin. Terwijl ik vroeger weleens moest kokhalzen als ik mijn urinezak leegde, rook ik nu echt helemaal niks. Zelfs geen pislucht. Ik heb echt geen urineweginfectie.

Mijn doorligwond is ook niet geïnfecteerd. Dat is gisteren nog door de plastisch chirurg gezegd die de wond onderzocht.

Hoe kom ik dan aan die verhoogde infectiewaarden? Volgens mij omdat de kanker toeslaat. Daar kan dat ook door komen.

En die trilaanval van gisteren? Ik heb iets gevraagd van mijn lijf, wat het niet aankon. Met een extreem lage bloedwaarde 's ochtends vroeg naar het ziekenhuis… Dat was te veel van het goede. Aangezien door mijn dwarslaesie mijn temperatuurregulering stuk is en ik alleen kan opwarmen met externe factoren, was het trillen een signaal van mijn lichaam dat ik te ver was gegaan. Direct erna was mijn temperatuur prima en voelde ik me ook weer goed.

Als mijn infectiewaarden gestegen zijn door een bacterie, kan ik er maar één logische verklaring voor bedenken… en dat is de bacterie die in mijn abces zit. Er is een sterke aanwijzing voor, want in de afgelopen dagen is de onderhuidse verbinding tussen het abces en mijn lies (destijds door een chirurg aangebracht) volgelopen met vocht. Er zit een dikke bult op mijn lies die ik maar wat graag zou uitknijpen. Mochten de artsen echt een bacterie willen vinden, dan moeten ze daar kijken. Als de arts straks op visite komt, laat ik hem die bult zeker onderzoeken.

Vanochtend voel ik me – met drie verse zakjes bloed in mijn aderen – echt prima. Aangezien ik toch doodga, vind ik het onzin om in het ziekenhuis te blijven op dagen dat ik me goed voel. Dus ik heb zelf besloten de antibiotica te stoppen (ik denk toch dat het de verkeerde is), en tegen de verpleegkundigen gezegd dat ik om twaalf uur naar huis ga. Mocht ik achteraf enorm ongelijk hebben en de ene na de andere aanval krijgen, dan bel ik wel een ambulance. Maar volgens mij ben ik (afgezien van de uitgezaaide kanker) zo fit als een hoentje. Dan wil ik thuis zijn!

Om te demonstreren hoe fit ik ben, zorg ik ervoor dat ik om negen uur al aangekleed in mijn rolstoel zit. De visite is van negen tot twaalf en als de arts komt (de vervanger van mijn vaste oncoloog, een man die ik maar één keer gezien heb en met wie ik toen geen klik voelde), wil ik een fitte indruk maken en dus niet op bed liggen.

De tijd tikt langzaam weg. Ik pak mijn laptop en schrijf het verslag van de uit de hand gelopen bloedtransfusie. Inmiddels is het halfelf. Geen arts. Ik kijk wat op YouTube, ik overleg nog even met mijn vader… die overtuigd zegt dat ik direct naar huis moet gaan.

Dan is het elf uur. De arts is er nog steeds niet. Om twaalf uur komt mijn broertje en dan ga ik toch echt weg. Ik leg mijn armen over elkaar op het tafeltje in de hoek van de kamer en leg mijn hoofd erop. Probeer een minidutje te doen. Ik vertik het om in bed te gaan liggen.

Om zes voor twaalf komt de hufter die al de hele ochtend weet dat ik om twaalf uur weg wil pas binnen. Ik leg hem mijn overwegingen uit. Dat ik het ziekenhuis geweldig vind als ik me doodziek voel en ze me beter maken, maar dat ik, met misschien nog maar weken te leven, geen fitte dagen in een volledig geïsoleerde benauwde ziekenhuiskamer, waar ik niet uit mag, waar mijn kinderen niet op visite mogen komen, helemaal gek word en dat ik het mentaal niet kan opbrengen om te blijven, ook al weet ik dat het medisch gezien de veiligste keuze is.

Hij probeert me op allerlei manieren te overtuigen om te blijven. Hij zegt: 'De antibiotica die je krijgt slaan aan, kijk maar hoe goed je er nu aan toe bent!'

Ik lach. 'Dokter, ik heb door al die coronatests uiteindelijk twaalf uur moeten wachten voordat ik eindelijk antibiotica kreeg. Ik was uit mezelf al binnen een uur volledig opgeknapt en op normale temperatuur. Zonder medicijnen.' Als ik daarna uitleg dat ik er zeker van ben dat ik de verkeerde antibiotica krijg, dat ik de isolatiekamer waarvan de ramen en deuren niet open mogen een benauwde gevangenis vind, plus dat ik gewoon niet zonder mijn kinderen kan en dat ik eigenlijk alleen nog thuis zorg wil krijgen, geeft hij aan dat het uiteindelijk mijn eigen keus is.

Ik vraag hem ten slotte naar mijn bult te kijken. Zul je net zien… hij is tijdens het zitten in mijn luier geknapt, niks meer van over. Wat overblijft, is een sneetje in mijn huid. Toch kan de arts er nog genoeg vocht uit krijgen voor een monster. Ik denk zeker te weten dat de bacterie hier zit, en dan weet ik ook al welk ander antibioticum ik nodig heb. Maar dat gaan ze maandag maar voor me uitzoeken. Hopelijk kan ik dat dan zo snel mogelijk via een thuisinfuus krijgen.

Mijn broertje komt de kamer binnen en ik vertrek. Op z'n minst een week koortsvrij, neem ik mezelf voor. Ik wil die arts zo graag mijn gelijk bewijzen. En natuurlijk niet door mijn 'domme' actie doodgaan aan een bacterie. Dat is ook weer zonde.

Thuis aangekomen vliegen de kinderen me in de armen. Ik voel me goed, maar wil voor de zekerheid toch eventjes op bed uitrusten. Het is lunchtijd. 'Kun je mij wat eten brengen?' vraag ik aan Remona. Even later duwt ze een tafeltje en twee kinderstoeltjes naast mijn bed. Ik krijg een uitklapdienblad op mijn schoot. De kinderen gaan zitten en dan komt Remona met een stapel pannenkoeken. Als iedereen bediend is, schuiven Brian en Remona ook aan. We eten tot de pannenkoeken op zijn. Alleen al dit moment was het risico van naar huis komen al waard.

RECORDPOGING

4 mei 2020

Niet te vroeg juichen, maar vooralsnog pakt mijn gok om het ziekenhuis te verlaten niet verkeerd uit. Mijn temperatuur schommelt tussen de 35,5 en 37,5 graden – kortom: prima. In de tussentijd heb ik het normale dagritme thuis ook weer opgepakt. Het is heerlijk om de kinderen weer continu om me heen te hebben. Voor hoe lang mijn ontsnapping gaat duren, durf ik niet te zeggen. Ik voel dat ik verzwakt ben door de infectie en er gaat weer een keer komen dat ik koorts krijg. Kortom: er moet wel antibiotica komen. Maar ja, in het ziekenhuis hebben ze alles op kweek gezet en zijn ze er nog niet achter welk medicijn ik nodig heb; daar komen ze hopelijk de komende dagen achter en dan wil ik graag een plannetje maken om zo snel mogelijk thuis de antibiotica te krijgen. Daar zal best wel een ziekenhuisbezoekje aan vooraf moeten gaan, maar dat zie ik dan wel weer. Voor nu zit ik tenminste niet als een Willem Holleeder opgesloten in een isolatiekamer.

Vandaag spreek ik mijn 'echte' oncoloog. Ik vertel hem dat het sneetje in mijn lies inmiddels continu pus uitstootte. Lijkt mij een teken dat dit de plek is waar je vooral moet zoeken naar de bacterie. Hij legt uit dat er de vorige keer niet veel was gevonden op die plek. Maar ja, toen was hij net opengegaan en al het vocht dat in de bult zat was in mijn luier verdwenen. Dus ik stel voor dat ik zelf nog wel een monster wil produceren.

Mijn plan: leg in het ziekenhuis zo'n onderzoekswattenstaafje voor me klaar en ik zorg dat er binnen een kwartier iemand is om dat op te halen. Die brengt het dan naar mij, Remona steekt het in de pus, geeft het weer mee terug en hopelijk zitten daar dan meer bacteriën in om een duidelijk beeld te krijgen. Ik bel een vriendin die vlak bij het ziekenhuis woont. Ze stapt direct in de auto. Ik weet niet hoeveel snelheidsovertredingen ze begaan heeft, maar binnen drie kwartier ligt mijn nieuwe monster bij de balie Oncologie. Klaar voor onderzoek.

In de tussenliggende dagen heb ik ook bezoek gehad. Ik had eerder een brief aan mijn vader geschreven met mooie herinneringen en nu had hij hetzelfde voor mij gedaan. Het was tien kantjes. Ik wilde hem die niet vanaf de straat door het dichte raam laten voorlezen, dus ik heb een stoel voor hem aan de binnenkant van het raam gezet, in de slaapkamer. We zetten het raam goed open, en creëerden op die manier wat tocht. Ik hield continu drie meter afstand en op die manier leek het me veilig genoeg.

Het was een prachtige brief met allerlei dingen uit het verleden die ik niet wist, of alleen kende vanuit een ander perspectief. Ik heb mijn vader nog nooit zo open en eerlijk gehoord over het verleden, waarin hij ook de schuld op zich nam van veel dingen die mis zijn gegaan en waarbij hij tekort was geschoten. Hij was ook erg emotioneel. Voor het eerst sinds mijn ziekte zag ik hem in tranen uitbarsten over het vooruitzicht mij straks te moeten verliezen.

Zelf huilde ik regelmatig mee; het is onmenselijk dat ik vanwege corona mijn vader nu geen kus of knuffel kan geven, maar ik deed het maar 'bluetooth' op afstand.

Mijn vader deed ook een pleidooi om nog niet op te geven, om doelen te stellen en te proberen die te bereiken. Dat had mijn moeder ook gedaan. Begin augustus hoorde ze dat ze nog een week te leven had, maar ze wilde mijn verjaardag op 21 september nog vieren. Uiteindelijk lukte dat en overleed ze pas op 8 oktober, de verjaardag van mijn vader.

Uit mijn dwarslaesierevalidatie weet ik dat ik meer uit mijn lichaam kan halen met mijn mentale kracht. Ik heb toen rondjes door een sportzaal gelopen met een rollator, iets wat de artsen niet voor mogelijk hielden. Op diezelfde manier kan ik zorgen dat ik als eerste doel James' verjaardag nog kan vieren: 31 juli. Een kleine drie maanden. En daarna misschien op naar mijn eigen verjaardag in september. Leuke uitdaging. Wordt dit boek nóg dikker! Anderzijds: het gaat me vooral om de kwaliteit van de dagen die ik nog heb, niet om de kwantiteit. Ik hou van recordpogingen, maar ik ga er niet voor creperen.

STOUT POPPETJE

5 mei 2020

We hebben ondertussen nog eens contact gehad met een vriendin van Remona die kinderpsycholoog is. Ze heeft ons nieuwe tips gegeven om Livia te leren omgaan met mijn situatie en ik vind ze echt heel slim bedacht. Het doel is om te zorgen dat Livia niet meer boos is op haar papa die doodgaat, maar op de 'stoute poppetjes' in papa's buik die hem zo ziek maken.

We krijgen de link naar een filmpje waarin wordt uitgelegd dat de meeste mensen vanbinnen bestaan uit 'goede poppetjes'. Soms krijgen mensen ook 'stoute poppetjes' en dan kunnen die je ziek maken. De meeste mensen worden beter, maar sommige mensen krijgen zoveel 'stoute poppetjes' in hun lichaam dat ze er uiteindelijk door doodgaan. En dat is bij papa het geval. Livia neemt het verhaal en het filmpje in zich op en begrijpt het direct. 'Waar zitten mijn goede poppetjes?' vraagt ze. Ik leg uit dat ze overal zitten, maar dat ze zo klein zijn dat je ze niet kunt zien.

‘Waar zitten jouw stoute poppetjes?’ vraagt ze aan mij.

Ik til mijn shirt omhoog en wijs naar mijn buik. ‘Voornamelijk daar.’

Op advies van de vriendin hebben we het internet afgezocht naar een ‘stout poppetje’. Het werd uiteindelijk een duivelknuffelpop. (Wie koopt zoiets normaal gesproken?) Ik geef ’m aan Livia. ‘Kijk, dit is een uitvergroting van papa’s stoute poppetje. Zullen we ’m tegen de muur gooien?’

Livia glundert. Ze pakt hem op en smijt ’m tegen de muur. Daarna knijpt ze ’m samen.

‘Dit mag je alleen met dit stoute poppetje. Niet met andere kindjes!’

Livia begrijpt me.

Ongelofelijk, voor een kind van drie jaar en drie maanden. Ik zeg dat ik heel trots op haar ben. Direct antwoordt ze dat ze ook heel trots op mij is. Maar boos op de ‘stoute poppetjes’. We spreken af het duiveltje voor straf op te sluiten in haar kast. Daarna heeft ze er niet meer naar omgekeken.

BIZARRE DROOM

7 mei 2020

Vannacht heb ik bizar gedroomd. In mijn droom werd ik wakker en lag Remona naast me met een andere man. Ik zei verontwaardigd: ‘Ik snap best dat je hier behoefte aan hebt, maar doe het dan ergens anders.’

Ze vertrokken. Ik had direct spijt. Maar op een of andere manier wist ik naar welk hotel ze zouden gaan. Ik zat in no time in mijn auto en racete naar een Van der Valk. Wonderlijk genoeg kwam ik daar eerder aan dan Remona. Ik kom bij de receptie en zeg: ‘Ik weet dat mijn vrouw hier een reservering heeft, ik betaal het dubbele als u zegt dat er iets is misgegaan en dat er geen kamers meer zijn.’

De receptioniste gaat akkoord. Ik ga terug naar mijn auto, maar die start niet. Er wordt op mijn raam getikt. Het is die vent met wie Remona in bed lag. Hij herkent me niet en vraagt of hij kan helpen. Hij is supervriendelijk, pakt startkabels en zorgt dat mijn auto weer de weg op kan. Ik heb direct spijt van mijn actie en denk: als ik had geweten dat hij zo aardig was, dan had hij van mij best gemogen. Nu heb ik die arme vent gecockblockt.

Ik denk dat het lastig is om dromen te interpreteren, maar ik wil dat Remona straks weer gelukkig wordt. Het maakt mij niet uit of dat in eerste instantie alleen is, of dat ze een nieuwe man vindt. Als-ie maar lief is voor de kinderen, maar ik weet zeker dat ze geen gozer in huis haalt die niet lief voor hen is.

Zoals het er nu uitziet, is mijn 'ontsnapping' uit het ziekenhuis een enorm goed idee geweest. Mijn oncoloog belt me elke dag om de laatste uitslagen uit het lab door te geven. Er worden op allerlei plekken in mijn lichaam bacteriën gevonden, maar er is niet één duidelijke dader aan te wijzen. Bovendien blijf ik met mijn temperatuur fluctueren, maar ik heb nog geen één keer koorts gehad. De beslissing is inmiddels definitief: de infecties niet behandelen als ik geen koortsaanval krijg. Kortom, al dagen lekker thuis bij Remona en de kinderen in plaats van aan een infuus dat niet nodig was! In de tussentijd heb ik even bloed laten prikken en dat ziet er allemaal niet heel florissant uit. Het zou goed kunnen dat kanker hand in hand met de infectie oprukt. Dat zat er een keer aan te komen. Het verklaart denk ik wel waarom ik elke dag harder moet werken; aan de andere kant heb ik ook regelmatig een paar uur een energieke opleving. Dan kan ik een paar uur in mijn rolstoel functioneren alsof ik nauwelijks ziek ben.

Mijn broertje Brian voelt zich moe, dus die verblijft even een paar dagen in zijn eigen huis om bij te komen. Maar ik heb opeens energie om Remona 's avonds te helpen het huis op te ruimen.

Ik heb het gevoel dat ik misschien nog kracht heb voor een laatste uitstapje. Daar moet ik niet mee wachten, want wie weet word ik volgende week al slechter. Ik ben al een paar jaar adviseur van het grootste pretpark van Nederland. Ik help de inclusiviteit nog beter te maken. Onder andere door te bedenken hoe hun nieuwe attracties vriendelijker, leuker en toegankelijker kunnen worden voor mensen met een beperking.

Een paar weken geleden heeft Ambulancewens mijn droom uit laten komen door me nog één keer met mijn kinderen naar mijn favoriete dierentuin te laten gaan.

Met enige schaamte benader ik ze nu nogmaals. Ik geef aan dat andere mensen absoluut meer recht hebben op een nieuwe wens dan ik, maar dat ik ontzettend graag zaterdagmiddag naar Kaatsheuvel zou willen worden gebracht, omdat de directeur van het pretpark dan voor mijn kinderen heel eventjes het Sprookjesbos aanzet. Binnen een paar uur krijg ik positief antwoord en is alles van alle kanten geregeld. Vanaf nu heb ik één doel: koortsvrij en sterk genoeg blijven tot en met zaterdag!

TINDER

8 mei 2020

Ik heb diarree. Dat kan een tijdelijk probleem zijn, maar misschien komt het doordat er kanker in mijn darmen zit. Dit soort aftakeling hoort er wellicht ook allemaal bij. Het maakt het klusje dat Remona meerdere keren per dag voor me doet er niet fijner op. Als ze benoemt dat dit de meest vieze luier tot nu toe is, moet ik enorm huilen.

Meestal schakel ik mijn emoties uit tijdens het verschonen. Volgens mij doet Remona hetzelfde. Ik realiseer me opeens dat Remona dagelijks van alle vier de leden van ons huishouden de billen afveegt.

Als ik uitgehuild ben, wil ik Remona aan het lachen brengen. Ik draai terug op mijn rug als ze de nieuwe luier heeft neergelegd. Terwijl ik hem vastmaak, zeg ik: ‘Denk je dat ik nu goed in de markt lig? Stel je voor dat ik aan dat programma *First Dates* ga meedoen: "Hey Sandra, leuk je te ontmoeten! Ik ben 42, heb terminale kanker, twee doorligplekken, kan alleen op mijn buik of rug liggen, mijn piemel is ontkoppeld, ik draag een luier en zoals je ziet zit ik ook nog in een rolstoel. Vertel jij ook eens iets over jezelf?'"

We moeten er allebei hard om lachen.

SPROOKJESBOS

9 mei 2020

Koortsvrij tot zaterdag! Het is gelukt! Net zoals bij het uitstapje naar de dierentuin durfde ik de kinderen vooraf niks te zeggen. Stel je voor dat het toch niet door zou gaan. Om twaalf uur komen de mannen van Ambulancewens. De buren zullen wel denken: al die ambulances die continu voor mij komen voorrijden.

We spreken alles door, zij doen mondkapjes en handschoenen aan. Ik ook, maar in de ambulance is het zo benauwd dat ik mijn mondkapje toch maar afdoe. Remona, Brian en de kinderen rijden achter ons en hebben mijn rolstoel mee. Dan kan ik ter plekke kiezen of ik op de brancard blijf of in mijn rolstoel ga.

Onderweg wordt het steeds warmer in de ambulance. Het is 25 graden, de zon schijnt volop. Ik vraag of er verse lucht kan komen. Een uur lukt dat niet en dan pas blijkt dat ik vier blowers boven mijn hoofd heb die hard kunnen blazen. Ik heb mijn oorthermometer bij me. Op dat moment heb ik al 38,5 graden. Mijn eerste verhoging sinds acht dagen. Ik besluit me er niks van aan te trekken. Zodra we op de bestemming aankomen, vraag ik om me even in de schaduw te zetten, waar ook nog een fris briesje waait.

De auto met mijn gezin arriveert drie minuten na ons. Livia reageert dolblij als ze hoort waar we zijn en wat we gaan doen: het Sprookjesbos van de Efteling, trouwens helemaal voor ons alleen, want het park is vanwege corona voorlopig nog even gesloten.

De directeur verwelkomt me. Ik heb de afgelopen jaren vaak met hem samengewerkt. Ik bedank hem hartelijk dat hij dit voor ons mogelijk maakt. Ik vraag hem wat de koelste plek is van het Sprookjesbos, waar ik eventjes zou kunnen afkoelen. 'De Indische Waterlelies.' Dus daar gaan we als eerste heen. Ik word van de brancard overgeheveld naar mijn stoel. Mijn broer Brian duwt me de langere stukken; ik wil energie besparen.

De heks verschijnt, de kikkers beginnen muziek te maken, de elfjes dansen en de kinderen kijken hun ogen uit. 'Ta! Ta! Ta! Ta! Ta! – Ta! Ta! Ta! Ta! Ta!' Na acht minuten in de koude grot van Koningin Fabiola check ik mijn temperatuur. Nog steeds verhoging. Ik besluit het te negeren; ik merk de consequenties straks thuis wel. Dit gaan we niet verpesten.

Bij het huis van Hans en Grietje trekt Livia wel drie keer aan de hendel van het hek. De heks zegt haar befaamde zin, en die hebben we Livia ook geleerd om met een zo eng mogelijke stem te zeggen. 'Knibbel, knabbel, knuisje, wie knabbelt er aan mijn huisje?'

Mijn broer maakt veel foto's. Mooie herinneringen voor later. De mannen van Ambulancewens houden gepast afstand; zolang we het als gezin zelf redden, wachten zij verderop totdat ze nodig zijn.

Bij Langnek maken we een foto met het gezin. Dat doen we altijd als we hier zijn. Het is voor het eerst dat we de foto kunnen maken zonder dat er andere bezoekers door ons beeld lopen. Livia is hier al zes keer geweest. Als ik op de Efteling moet werken, liggen er altijd vrijkaartjes voor de familie klaar.

James wijst met een priemend vingertje naar alles wat hij mooi of indrukwekkend vindt. Zelf kijk ik weinig naar de attracties, maar vooral naar de ogen van mijn kinderen. Dit hebben ze verdiend nadat ik ze ruim tien weken heb opgesloten in ons huis; niet omdat het zo extreem onveilig zou zijn als ze met hun neefjes en nichtjes zouden spelen, maar omdat ik niet het minste risico kon nemen op corona.

Bij Assepoester kan Livia het verhaal mee vertellen. Dat boek lezen we ook regelmatig voor. En zo gaan we langs alle sprookjes.

Als we het Sprookjesbos na twee uur verlaten, zet Brian de camera aan. Ik vertel dat ik twee was toen ik voor het eerst naar de Efteling ging en dat dit een onuitwisbare indruk op me had gemaakt. Nu was dit mijn laatste bezoek. Een droom die uitkwam. Ik hoop dat ze nog vaak met mama naar de Efteling gaan. Dan kunnen ze misschien nog even aan me denken.

We zijn terug bij de ambulance. Ik word weer op de brancard getild. Als ik in de auto lig, meet ik mijn temperatuur. Nu is het 39. 'Nou ja, dat was deze dag wel waard en de consequenties zijn de consequenties,' zeg ik tegen Rini, die naast me in de ambulance zit.

Die nacht word ik om twee uur wakker, bezweet en onderkoeld; ik vraag Remona direct om de warmtedeken. Ik krijg een verschrikkelijke koortsaanval inclusief enorm pijnlijke spasmen over mijn hele lichaam. Remona gaat, zoals altijd als ze bij een aanval bij me is, boven op me liggen. Ik probeer liedjes te zingen om de aanvallen te dempen. Het blijft verschrikkelijk voelen, vooral mijn linkerborstspier die keihard blijft aanspannen. Anderhalf uur later ben ik 38,5 graden en houdt het op. Deze was voor de kinderen.

HUIZEN

11 mei 2020

Het is vroeg in de ochtend als ik wakker word. Ik kijk naast me en Remona is druk bezig op haar telefoon. Ik vraag wat ze aan het doen is. Ze begint te snikken. 'Ik voel me zo schuldig.'

'Wat dan?' vraag ik.

'Ik ben op Funda naar huizen aan het kijken in Oegstgeest.'

We hebben al eerder besproken dat Remona na mijn heengaan niet in Badhoevedorp blijft wonen. We hadden voor deze plek gekozen omdat het ongeveer halverwege was qua reizen voor mijn ouders in Amsterdam en haar ouders in de Bollenstreek. Als ik er niet meer ben, zullen Remona's ouders vooral degenen zijn die haar en de kinderen door de moeilijke periode heen moeten helpen. Net zoals opa Sam en oma Jannie dat veertig jaar geleden voor ons gezin deden na het overlijden van onze moeder. Dan is het makkelijker om dicht bij hen te wonen, en tegelijk ook bij haar broer en vriendinnen.

'Daar moet je je niet schuldig over voelen, ik vind het alleen maar mooi. Mijn enige doel dat ik nog heb, is dat jullie straks weer gelukkig worden zonder mij.'

Remona laat me een paar prachtige huizen zien. Ze liggen allemaal op een paar minuten fietsen van het nieuwe huis van haar ouders, het huis van haar broer, een centrum met allerlei winkels en twee scholen. Ik denk niet dat veel mensen de luxe hebben om te zien waar hun erfenis aan wordt besteed.

'Uitstekende keuzes; wat mij betreft maak je er werk van en ga je met je ouders bezichtigen.'

Ik bedenk me dat tot nu toe mijn beeld van de toekomst van de kinderen volledig onzichtbaar is. Maar als Remona voor mijn dood al een mooi huis koopt, dan kan ik dat in mijn fantasie toch nog een stukje invullen.

'Ik heb ook al bij vriendinnen geïnformeerd naar scholen,' bekent Remona. Een van de scholen is een montessorischool. Direct denk ik terug aan mijn tijd op de montessorischool in Buitenveldert en hoe fijn ik het daar had. Je mocht veel individueel werken en dat paste uitstekend bij me. Livia kan nu ook al uren achter elkaar aan een kleurplaat of een kleiwerkje werken. Ik denk dat het goed bij haar zou passen. Bovendien zitten de kinderen van mijn zwager er ook op school. Dus dan staan Remona en haar broer straks samen op het schoolplein op de kinderen te wachten. 'Laten we kijken of daar nog plek voor haar is!' roep ik enthousiast. Ik stel voor dat ik wel bel.

Om tien uur pak ik de telefoon en er blijkt nog plaats te zijn. Even later komen de inschrijfformulieren per mail. Nu heb ik een beeld van waar de kinderen gaan wonen én naar school gaan!

Later vertel ik mijn vader over onze plannen. Hij begint te huilen.

'Vind je het jammer dat ze wat verder weg gaan wonen?' vraag ik.

Maar dat is het niet. Remona en ik hebben het onvermijdelijke al geaccepteerd. Zodanig dat we al plannen maken voor na mijn dood. Maar zover is hij nog niet. Hij kan simpelweg nog niet accepteren dat hij zijn oudste zoon gaat verliezen.

MYSTERIE

12 mei 2020

Brian komt binnen met een mysterieus pakketje. Het werd hem in zijn handen gedrukt door een jongen die voor de deur stond. Het mandje bevat champagneglazen met onze namen, een fles champagne en kaarsen. Op het bijbehorende kaartje staat op een handgeschreven briefje dat er om zes uur een romantisch diner komt en om halfacht nog een bijzonder nagerecht.

Remona en ik zijn ervan overtuigd dat Brian hier zelf achter zit. Maar hoe we hem ook ondervragen, hij geeft geen krimp.

Gedurende de dag zijn we in de ban van het mysterie. Remona probeert zelfs het handschrift op het kaartje te vergelijken met handschriften van haar vriendinnen. We komen er niet uit. Vanaf een onbekend nummer ontvangen we ook vage berichtjes die het nog mysterieuzer maken.

Om halfzes wordt er aangebeld en ligt er een uitgebreid diner voor de deur. Er is niemand te zien.

Om zes uur is alles opgewarmd en genieten we met Brian en de kinderen van het eten. Dan brengen we ze snel naar bed en verwachten we om halfacht een lekker dessert, of wellicht mensen die in de tuin romantische muziek voor ons gaan spelen.

Brian maant ons om de tuindeur open te zetten en daar te gaan zitten. Al snel lopen Remona's ouders lachend de tuin in.

'Zaten jullie hierachter?' vraag ik verbaasd.

'Nee hoor,' zegt Remona's moeder, terwijl ze een multomap neerlegt en daar een blaadje met een hartje en een tekst in plaatst. 'Nou, wij gaan weer,' zeggen ze.

We hebben ze nog geen minuut gesproken en zijn verbaasd. Vervolgens komt Remona's oudste broer met zijn gezin, plaatst ook een hartje met een boodschap in de map. Maakt een praatje van een minuut en loopt weer door.

Daarna stond opeens een van Remona's beste vriendinnen met haar man voor onze neus. Remona begint te snikken en ik volg. Al die mensen die helemaal hiernaartoe reizen om ons alleen een minuut te zien en een hart onder de riem te steken en een lieve boodschap in de map te stoppen.

De karavaan van familie en vrienden houdt niet op. Inmiddels verwacht ik Robert ten Brink eigenlijk ook. Dierbaren uit Dronten en Spijkenisse zijn ook van de partij. Een halfuur lang blijven er mensen langslopen. We worden overmand door liefde. Wat een boost. En nog belangrijker: als mensen dit voor ons overhebben, weet ik nu nog zekerder dat als ik er straks niet meer ben, Remona meer dan genoeg liefde om zich heen heeft voor de volgende moeilijke periode die haar te wachten staat.

Als de stoet voorbij is, de tuindeur dicht is en Brian naast me staat, kijk ik 'm aan. 'Natuurlijk wist ik het allemaal,' bekent hij met een grijns. Die jongen vertrouw ik nooit meer.

Als we terugkeren naar de keuken, is hij verlicht met kaarsjes en staan er heerlijke gebakjes voor ons. Op mijn telefoon zet ik romantische muziek op. Als ik mijn gebakje opheb, rol ik naar Remona's kant van de tafel. Ik ben nu al een paar maanden vooral haar patiënt en de vader van haar kinderen, maar echt *newly weds* hebben we nauwelijks kunnen zijn. Ik denk dat er veel echtparen zijn die bijna elke dag tongzoenen, maar bij ons is de sfeer er al een tijdje niet naar. Maar nu dan eindelijk. Ik rol zo dicht mogelijk naar haar stoel en verzorg zelf het hoogtepunt van de avond.

BRIAN

13 mei 2020

Ik zou het graag nog even over mijn broertje Brian willen hebben, want die verdient zijn eigen hoofdstuk, of eigenlijk wel zes. In alle consternatie ben ik er gewoon overheen gestapt, alsof het maar normaal is dat je het voor je broer overhebt om samen in quarantaine te gaan en elke dag voor twee kleine kinderen te zorgen, terwijl je daarvoor nog nooit een kinderluier verschoond hebt.

Met Brian had ik altijd al een bijzondere klik, dezelfde morbide humor. Daarom was ik blij dat hij me eind vorig jaar naar al mijn optredens reed. Dat hij nu bereid was om Remona te helpen met de kinderen, het huis en al het andere wat er gedaan moet worden om ons afgezonderde leven in stand houden. Hij had natuurlijk ook gewoon op anderhalve meter met zijn vrienden in het park kunnen gaan liggen of coronaproof Tinder-dates kunnen hebben. Maar in plaats daarvan twijfelde hij geen moment toen wij zijn hulp inriepen.

Hij was ook de enige die Remona en ik urenlang om ons heen zouden tolereren, want ook Remona kan fijn met hem praten. In eerste instantie hadden we de logeerkamer voor hem ingericht, maar uiteindelijk bleek het praktischer als hij gewoon thuis ging slapen. We hebben het een paar dagen geprobeerd, maar zijn kat Gappie kwam niet achter de wasmachine vandaan. Hij woont tien minuten verderop in Amsterdam en als hij met mijn auto gaat, kan hij gratis parkeren voor zijn eigen voordeur. Als het nodig is, is hij hier waarschijnlijk sneller dan een ambulance.

Brian was nog in de rouw om ons neefje Jonathan, die vlak voor zijn dood nog een maand bij hem had gelogeerd. Hij had daardoor flinke slaapproblemen, maar desondanks konden we de meeste dagen op hem rekenen. De kinderen zijn gek op hem en andersom ook. En als Remona, ik, Livia en James op bed leggen, dan ruimt hij de keuken op.

Hij stuurt me een e-mail waarin hij me attent maakt op mijn overdreven angst voor corona. Het doet hem pijn om te zien dat ik mezelf in de laatste weken of maanden contact met mijn dierbaren ontzeg en alleen maar contact met hen heb door ons slaapkamerraam of door het hek in onze tuin. Vanaf vandaag laat ik de belangrijkste mensen in mijn leven op veilige afstand weer in huis en morgen mag Livia weer met haar nichtje spelen. Hij is na Remona mijn belangrijkste adviseur en het zal ongetwijfeld ook voor hem bijzonder zijn om zijn broer in zijn laatste weken of maanden te kunnen bijstaan.

SUPER

19 mei 2020

Ik heb me enorm op vandaag verheugd, want vandaag stond er een bloedtransfusie gepland en die geeft me meestal wat extra energie, en dat kan ik nu goed gebruiken. Maar gisteren kreeg ik opeens twee koortsaanvallen en moest ik mijn oncoloog mailen dat ik dringend antibiotica nodig had. Koortsaanvallen zijn altijd verschrikkelijk, maar deze keer hadden we ons voorbereid met warmtedekens en een kruik, waardoor ik de pijnlijke rillingen voor kon zijn. De ambulance stond gepland voor halftwaalf en ik kon niet wachten om naar het ziekenhuis te gaan, want ik voelde dat ik het zonder de zorg van artsen niet lang meer ging redden. De ambulance kwam te laat en de chauffeur luisterde ook niet naar mijn aanwijzingen voor de snelste route, waardoor ik een uur later in het ziekenhuis aankwam dan gepland. Geen ramp, maar ik voelde dat ik snel hulp nodig had. In het ziekenhuis aangekomen waren ze goed op me voorbereid, maar de bloedtransfusie moest wachten totdat de koorts gezakt was. In de tussentijd werd mijn bloed gecontroleerd en bleek ik nog hogere infectiewaarden te hebben. De zaalarts legde uit dat dit veroorzaakt kan zijn door een toename van de bacteriën, of door een toename van de kanker. Ik moet hopen dat het de bacteriën zijn; want aan kanker is niks te doen. De arts gaf aan dat ik een permanent infuus zou moeten krijgen; dat betekent dat ik tot het einde van mijn leven verbonden zou moeten zijn met een infuuspomp. Behalve als de antibiotica niet werkt, maar in dat geval is het einde sowieso nabij. De beste manier om de permanente infuuspomp te verbinden, is via een PICC-lijn. Ze hoefden me niet uit te leggen wat het was, want tijdens mijn chemotherapie had ik er ook vier maanden eentje in mijn rechterbovenarm. Maar toen hing er niet continu een infuuspomp aan. Als dit betekent dat ik nog een aantal leuke dagen met de kinderen en leuke avonden met vrienden kan hebben, heb ik het er graag voor over. Ik had geluk, want er was direct een mogelijkheid om hem te plaatsen en dus heb ik nu weer een directe verbinding vanaf mijn arm naar mijn hart, waardoor de antibiotica kunnen worden toegediend.

Ik sprak af met de arts dat de bloedtransfusie kon worden gegeven zodra de koorts gezakt was. Dat gebeurde pas tegen middernacht. De nachtverpleegkundige vroeg of ik de transfusie wilde hebben en ik antwoordde: 'Absoluut!' Het betekende wel een onrustige nacht, waarin ik na de bloedtransfusie nog een koortsaanval kreeg gevolgd door een flinke dosis zweet als reactie op de paracetamol. De volgende ochtend was ik doodmoe en werd wakker met verhoging. Ik wilde graag afkoelen en vroeg de verpleging om terwijl ik mijn hoofd buiten het bed hing kannen ijskoud water over mijn hoofd te gieten. Ik voelde me net Wim Hof, de Iceman, maar het beperkte de zweetaanval wel. Mijn moeder Caroline kwam broodjes brengen en bleef de middag bij me. Tot mijn verbazing had het ziekenhuis alles voor me geregeld en kreeg ik te horen dat ik het infuuskastje al om kreeg en dat ik eind van de middag al naar huis mocht.

Huilend bel ik Remona: 'Lieverd, goed nieuws, ik kom zo naar huis!'

Remona begint ook te huilen: 'Wat super, en ik heb ook goed nieuws, we hebben een bod gedaan op dat geweldig mooie huis op precies de perfecte locatie en het is geaccepteerd!'

Ik heb een minuut nodig om bij te komen. Ooit kreeg ik een mooi bedrag als schadevergoeding vanwege de fout die tot mijn dwarslaesie leidde. Ik wist nooit wat ik met dat geld moest doen, en nu weet ik het wel. Ik kan er Remona en de kinderen een prachtig nieuw leven mee geven in een ongelofelijke woning. Ik ben intens gelukkig. Als nu ook de antibiotica hun werk nog even doen, kan het niet beter. Ik kom thuis en krijg zware koorts. Even een paar dagen bikkelen en dan hopelijk nog een paar mooie weken of maanden genieten. Maar ik weet nu waar mijn kinderen gaan opgroeien. Prachtig!

THE FINAL CURTAIN

27 mei 2020

Thuis aangekomen gaat het niet goed. Het lukt me niet meer om te slapen en ik heb continu verhoging. Ook de slaappillen lijken niks te doen. Ik merk dat de antibiotica aanslaat, de wond stinkt niet meer, de urine is verbeterd en er komt ook steeds minder pus uit de opening in mijn lies. Maar toch voel ik me rot. Eigenlijk weet ik nu al genoeg: als de antibiotica aanslaat en ik toch ziek word, is het de kanker die toeslaat.

Vandaag krijg ik de bloeduitslagen, maar ik heb ze eigenlijk niet nodig om te weten hoe het ervoor staat. Gelukkig heb ik mijn eetlust nog en ben ik vreemd genoeg 's avonds op mijn best, waardoor we etentjes kunnen blijven organiseren, maar dan nu in de slaapkamer. Ik probeer zo veel mogelijk leuke herinneringen op te halen met mijn bezoek en daarna praat ik met Remona. We nemen onze vakanties door en vervolgens kijken we nietszeggende Netflix-series waarmee we samen van de avond genieten. Het lukt me nog steeds om elke avond Livia voor te lezen, maar ik ben kortademig en de verhaaltjes lijken steeds langer te worden.

Remona en ik huilen veel, nu ons afscheid steeds dichterbij komt. De coronaregels worden steeds soepeler en ik knuffel met mijn dierbaren. Zolang de avonden leuk zijn en ik de nachten goed doorkom, wacht ik met palliatieve sedatie. Maar ik wil niet lijden; het gaat mij om de kwaliteit en niet om de kwantiteit. In mijn fantasie lig ik met al mijn dierbaren om me heen en ga ik rustig slapen, wetende dat alles geregeld is wat geregeld moest worden. Ik ben er klaar voor.

30 mei 2020

Mijn geluk is dat ik nog eetlust heb en zo ontvang ik mijn basketbalvrienden, klasgenoten van de middelbare school, mijn ex Marije, beste vrienden Brian en Michelle, fysio Frank, zwagers, schoonouders en natuurlijk mijn ouders, broers en zussen. Het is fijn om iedereen nog even bij mij te hebben, maar daartegenover staat dat afscheid nemen steeds zwaarder wordt.

Plotseling staan Brian en Michelle onaangekondigd voor mijn deur. Ik vind het nogal vervelend dat ze zich weer komen melden. Ik had namelijk twee avonden ervoor nog samen met hen mijn lievelingseten gegeten en ging ervan uit dat dat de laatste keer was dat we elkaar zagen. Zo blíjf je afscheid nemen.

Mijn broertje doet de deur open en zegt dat het niet zo goed gaat.

'Wij komen alleen even een taart brengen voor Remona en Marc.'

'Een taart, hoezo?' vraag ik.

'Vandaag zijn jullie zes maanden getrouwd.'

'Shit, welke dag is het?'

Ik merk dat ik het helemaal vergeten ben. De laatste dagen lijken ondanks, of misschien wel juist dankzij, de heel zware nachten naadloos in elkaar over te gaan. Net op dat moment komt Remona binnenlopen. Ze lijkt een klein beetje te schrikken van het plotselinge bezoek.

'Marc heeft ons gevraagd een taartje voor jullie trouwdag te halen. Gefeliciteerd!'

Remona lijkt het bijna te geloven, maar ik beken dat ik er deze ene keer niks mee te maken heb. Brian en Michelle komen nog heel even binnen, ik bedank ze voor het lieve gebaar en geef ze, deze keer echt voor de laatste keer, een heel dikke knuffel.

's Avonds komt mijn hele familie eten. Als toetje krijgt iedereen een stukje van de taart.

Daarna vraag ik of mijn familie nog leuke anekdotes heeft die ze met me willen delen. Mijn vader neemt het woord: 'Ik geloof dat ik voor iedereen spreek als ik zeg dat ik je enorm wil bedanken voor de laatste tijd. De manier waarop jij tot op de dag van vandaag met de situatie omgaat, maakt het voor ons allemaal makkelijker. Niet alleen nu, maar juist vooral als je er straks niet meer bent.' Het herinnert hem enorm aan hoe mijn moeder stierf.

Op dat moment kan ik het niet laten om toch nog even een lugubere grap te maken en ik zeg: 'Bedankt, maar ik doe dat niet voor jullie, als ik eerlijk ben heb ik de meesten van jullie namelijk nooit gemogen.'

Livia heeft wel genoeg van alle volwassen praat en stelt voor een boekje te lezen. Ze wil graag dat ik het doe, maar ruikt dan mijn luier. Papa stinkiestankie. Ik heb al de hele avond dezelfde luier aan en dus zeg ik: 'Daar heb je gelijk in, Livia, zeg maar wie je voor moet lezen.' Ik kijk de kamer rond en het lijkt me leuk dat een opa haar voorleest. 'Wil je opa Jules, opa Maurice...' Ik realiseer me dat er verder geen opa in de kamer is en zeg: '... of opa Sam.' Opa Sam is mijn eigen opa die al achttien jaar geleden overleden is.

Livia roept: 'Ja, opa Sam!'

'Als je wilt dat opa Sam je gaat voorlezen, dan zul je echt nog even anderhalve week moeten wachten, dan kan ik het hem zelf vragen.'

1 juni 2020

De laatste woorden van mijn boek citeer ik aan Brian. Zelf heb ik allang niet meer de kracht om te typen.

Omdat het me niet meer lukt om in slaap te vallen, heeft mijn huisarts zware slaapmedicatie voorgeschreven. Ik beland in een diepe slaap. Wanneer ik eindelijk weer wakker word, kom ik nog maar moeilijk uit mijn woorden. Mijn familie vraagt mij of ik klaar ben om met de palliatieve sedatie te beginnen. Het kost me een kwartier om uit te leggen dat ik eerst wil weten of ik door de medicatie of door de kanker zo slecht ben. Mocht het door de pillen komen, dan zou ik het zonde vinden om nu al met de verdoving te beginnen.

Mijn familie laat een dokter langskomen. Na een uitgebreid voorgesprek neemt ze plaats naast mijn bed.

'Meneer De Hond, hoe gaat het met u?'

Het lukt me alleen om haar aan te kijken. Ik weet wat ik wil zeggen, maar ik heb niet de kracht het uit te spreken. Ze wacht geduldig.

'Hebt u pijn?'

Nog steeds lukt het me niet haar te antwoorden. Mijn moeder en de dokter kijken elkaar verdrietig aan.

'Hoe voelt u zich?' probeert ze een laatste keer.

'Ik... ik... ik...'

'Ja, wat probeert u te zeggen?'

'Ik denk dat ik corona heb,' komt er nu in één keer uit. Mijn familie in de aangrenzende woonkamer begrijpt niets van het keiharde gelach dat plotseling uit de slaapkamer opstijgt.

'Gelukkig, u bent uw humor nog niet verloren. Uw familie vertelde mij dat u wilt weten waarom u zo slecht bent. Als ik zo naar u kijk, en hoor dat u gisteren nog een stuk beter was, kan ik me heel goed voorstellen dat het door de medicatie komt.'

'Ik zou het zonde vinden om het te vroeg op te geven,' mompel ik.

'Zullen we dan de slaappillen stoppen en het nog een dag aankijken?'

Ik knik ja.

'Hoe kan het dat hij ondanks het feit dat hij zo zwak is zo moeilijk in slaap valt?' vraagt mijn broertje.

'Hij heeft vast heel veel pijn, maar door zijn dwarslaesie voelt hij...'

'HEB IK EEN DWARSLAESIE?!' schreeuw ik uit, andermaal mijn familie in de woonkamer verbaasd achterlatend.

De dokter wenst me het beste, spreekt af om morgen weer langs te komen en verlaat de kamer.

De rest van de dag zit iedereen een voor een naast mijn bed. We kijken samen oude familievideo's. Mijn vader had al heel vroeg een videocamera. Ik zie mezelf als baby met mama Jasmin. Het beeld is korrelig en er is geen geluid. Met mijn moeder kijk ik mijn bar mitswa-video. Ik speel samen met Brian tegen Michel en een vriendin Lingo, gepresenteerd door Robert ten Brink. We moeten lachen om mijn broertje. Hij was pas zes, maar had het hoogste woord.

Tijdens de avond en nacht citeer ik dit laatste hoofdstuk aan Brian. Omdat het me nog maar heel moeilijk lukt om mijn gedachten erbij te houden duurt het uren, maar ik ben blij met het resultaat. Doodop probeer ik om vier uur eindelijk de slaap te vatten, maar het lukt niet.

DOOD

3 juni 2020

Morituri te salutant

Oei. Je weet al de hele tijd dat het eraan zit te komen en als het dan zo ver is, dan is het toch even schrikken. Marc de Hond is dood. Nu denk je: wie typt dit dan? Maar dit stukje had ik natuurlijk van tevoren al voorbereid. Je kent me toch?

Die twee zwarte pagina's van zojuist herken je misschien uit mijn boek *Kracht*. Toen symboliseerden ze de zwarte pagina uit mijn leven: mijn dwarslaesie.

Aangezien doodgaan terwijl ik nét een prachtig jong gezin was gestart dat wel overtreft, heb ik nu voor een dubbele zwarte pagina gekozen.

Soms zie je in een rouwadvertentie: 'Mijn vrouw verloor de strijd tegen kanker'. Ik heb altijd gezegd: 'Dat is zulke grote onzin! Van kanker kun je helemaal niet verliezen. Want als je dood bent, is je kanker ook dood. Dat is dus nogal dom van kanker. Maar dan is er minimaal sprake van een gelijkspel.

Dus zet dit maar in die rouwadvertentie: 'Marc de Hond speelde glorieus gelijk tegen kanker.'

Wat nu? Als alles volgens plan verloopt, word ik vrij snel begraven op Muiderberg. De plek waar zoals eerder gezegd opa Sam en oma

Jannie liggen, mijn broertje Lion en mijn moeder. Nu wil het toeval dat mijn vader ooit bedacht had dat hij tussen mijn moeder Jasmin en mijn stiefmoeder Caroline begraven wilde worden en dat hij daarom een extra graf heeft gereserveerd. Inmiddels is hij al dertig jaar gescheiden van mijn moeder, dus toen ik haar vroeg of ik haar plekje mocht, had ze daar geen enkel probleem mee. Ik vind het een mooi idee dat ik naast mijn moeder kom te liggen. Moeder en zoon die precies hetzelfde onbeschrijfelijke noodlot trof. Later komt mijn vader er ook bij. Dan lig ik tussen mijn ouders in, en met de opa en oma die mijn leven gevormd hebben om de hoek. Mooi idee.

Nu is het probleem dat ik wel Joods ben qua afkomst en cultuur, maar tegelijk ook een overtuigd atheïst ben. En dat ik dus geen toespraak van een rabbijn wil, die gaat verkondigen dat mijn dood Gods wil is. Maar ik heb met de meest ruimdenkende rabbijn van Amsterdam een prachtig gesprek gehad. Ik legde hem uit dat ik mijn noodlot helemaal zelf een plek moest geven, dat ik dat niet aan een hogere macht kon toewijzen die daar misschien een plan mee had. Dat ik ook niet geloof dat ik mijn gezin later weer zal zien.

Voordat je geboren wordt, is er niets. Nadat je doodgaat, is er niets. Ertussenin zit de attractie. Wat onnoemelijk verdrietig dat die van mij nou net op het hoogtepunt moest stoppen.

Ik vertrouw erop dat deze rabbijn een toespraak in mijn geest zal houden. Er zullen maar heel weinig aanwezigen zijn: uitsluitend naaste familie. Behalve wanneer ik mijn dood tot na de coronacrisis weet uit te stellen. Maximaal dertig aanwezigen, inclusief de uitvaartverzorgers. Dus sommige familieleden moet ik vragen zonder partner te komen. Bizar. Maar goed. Deze begrafenis is eigenlijk ook maar een formaliteit. Twee of drie weken later komt het afscheidsfeest dat Remona bedacht had en waar ik binnen twee weken alle voorbereidingen al voor had getroffen: ik heb alle videoclips die ik wilde maken klaar, mijn afscheidsspeech is gefilmd en gemonteerd, de livestream is geregeld, Michiel Peereboom is geïnstrueerd en mijn impresariaat regelt een mooi theater waar het plaatsvindt. Dit gaat zo mooi worden dat ik alleen maar baal dat ik er zelf niet bij ben.

Ik wil mijn boek afsluiten met het slot van mijn toespraak aan het eind van mijn afscheidsdienst, waarin ik iedereen bedank die iets betekend heeft in mijn leven. Ik probeer ze een hart onder de riem te steken voor een leven zonder mij.

Dit is het einde:

'Remona, ik zei het al vaker. De afgelopen negen jaar waren de gelukkigste van mijn leven. Je gaf me een stabiele thuisbasis en een geweldig gezin. Je hebt anderhalf jaar voor me gezorgd. Ik zou niet weten hoe ik dit zonder jou had kunnen volhouden. Er moet heel snel in Nederland een standbeeld komen voor al die geweldige mantelzorgers. Wat mij betreft wordt dat dan een afbeelding van jou.

Jeetje, wat hebben wij dit samen vanaf dag één tot nu ontzettend goed gedaan. Maar desalniettemin is de uitkomst niet aan ons, maar aan het lot.

De botte pech heeft nu beslist dat jij zonder mij ons mooie leven voort moet zetten. Dat zal niet makkelijk zijn. Maar ook vanaf nu zijn er lampjes in de tunnel.

We hebben prachtige gesprekken gehad over jullie nieuwe leven zonder mij; en ik kan met een gerust hart en in vrede afscheid nemen, wetend dat jij er klaar voor bent deze nieuwe berg te beklimmen.

Laat je tranen een mooie vijver vormen waarin je straks in de zomer kunt varen met de kinderen en in de winter op kunt schaatsen.

Ik leef met plezier voort in jouw herinnering en in de genen van onze kinderen. Je bent de sterkste vrouw die ik ken, met een geweldig netwerk van hulp om je heen. En toch wordt het moeilijk. Maar over 1 meter 92 is ook moeilijk. En dat kon je ook.

Remona, "ik hou van jou" is in dit geval een understatement. Je maakte mij een beter mens. Je maakte mijn leven compleet. Onze reis had van mij eindeloos mogen duren. We beloofden nog niet zo lang geleden trouw tot de dood ons scheidt. Maar ik blijf rustig op je wachten tot jouw dood ons juist weer herenigt.

Que sera sera, whatever will be will be.

Ik blijf voor altijd trots dat jij mijn vrouw bent en een geweldige moeder van onze kinderen.

Lieve Livia. Eigenlijk heb ik zoveel leuke dingen gedaan in mijn leven dat ik niet zoveel meer op mijn lijstje heb staan om te doen. Eigenlijk is er maar één reden dat ik nu ik afscheid moet nemen van het leven onnoemelijk verdrietig en pijnlijk vind, en dat is dat ik niet langer van jou en James kan genieten. Als ik wist dat ik papa zijn zo leuk zou vinden, en je moeder eerder was tegengekomen, dan was ik veel eerder aan het ouderschap begonnen. Jouw geboorte was het mooiste moment van mijn leven en vanaf dat moment werd je elke dag alleen maar leuker. Je bent zo ontzettend lief, intelligent en hartelijk. Als ik me een keer iets minder voel en jij komt binnen, dan tover je direct een lach op mijn gezicht. Ik genoot zo van onze bezoekjes aan Artis en de pretparken. Met jou spelen, vlak voor het slapengaan, is het mooiste wat er is.

Je hebt alles in je om er een geweldig leven van te maken.

Ik heb je heel veel willen vertellen zodat je meer te weten kunt komen over wie ik ben. Ik heb dertien interviews kunnen opnemen; je mag ze kijken, maar dat hoeft natuurlijk niet. Jij mag doen met jouw leven wat jij wilt. Ik ben oneindig trots aan de basis te hebben gestaan. Vanaf nu is er een heel mooi team van mama en opa's en oma's en ooms en tantes die jou gaan helpen als je dat nodig hebt. Maar mijn ervaring is dat je vooral onvoorwaardelijke liefde nodig hebt. En die is er in overvloed. Wie je ook wordt, wat je later ook doet, ik ben trots op je. *You are the universe* en ik hou van jou tot aan de maan en terug.

Lieve James. Voor jou geldt voor een groot deel hetzelfde als voor je zus. Ik weet dat we zo blij waren dat Remona snel na Livia opnieuw zwanger raakte. Ik had een angst. Ik hield zoveel van Livia, zou ik ook zoveel van jou kunnen houden? Direct vanaf je geboorte bleek die angst onterecht. Ik was meteen verliefd en ons gezin was compleet.

Jouw lach is het allermooiste geluid dat ik ooit gehoord heb. Ik probeer je ook altijd aan het lachen te maken. Als dat met gekke bekken niet lukt, dan maar met kietelen. En ook nu ik er niet meer ben: als jij lacht, probeer ik te luisteren.

Ik had zo gehoopt het wat jaartjes langer vol te houden. Zodat je actieve herinneringen aan me hebt. Maar er zijn gelukkig zoveel mooie gelukkige beelden van ons samen dat je zult zien hoe groot mijn liefde voor je is.

Ik kon enorm genieten van onze dagelijkse discoavond. Ik zette de discolampen aan. Jij liep al enthousiast en heupwiegend naar onze dansvloer.

Je bent zo'n heerlijk kind. Mama en ik kunnen eindeloos naar je kijken. Je bent ook eigenwijs. Valt zo drie keer van hetzelfde trappetje. En ijzersterk. Als jij iets niet wilt, is het niet te forceren. Je vecht als een worstelaar om geen tanden te hoeven poetsen.

En je bent charmant. Flirtte toen je negen maanden was al met serveersters. Je windt ze om je vinger.

Eigenwijs, charmant en sterk. Ingrediënten waarmee je een mooi begin van je leven kunt maken. Maar zorg wel dat je soms luistert naar wijze mensen om je heen. Je kunt niet alles weten.

Ook van jou hou ik tot aan de maan en terug. En eigenlijk is dat te dichtbij.

Nou...

We zijn er bijna.

Ooit hoorde ik een bekende Amsterdamse burgemeester toen zijn zieke vrouw overleed al binnen een week op tv zeggen: "Het is wel beter zo."

Als iemand dat over mij zegt: geef 'm een tik op z'n hoofd.

Maar een andere bekende Amsterdammer zei: "Elk nadeel heb z'n voordeel." En dat is dat ik niet meer hoef te lijden aan een lichaam dat me de afgelopen jaren alleen pijn en ellende heeft bezorgd. Ik had het graag voor mijn gezin nog een hele tijd willen volhouden. Maar jeetje, wat heb ik een last gehad. Dat is nu voorbij.

Mijn taak is klaar. Mijn enige doel de afgelopen tijd was nog om mijn geliefden voor te bereiden op een wereld zonder Marc de Hond. Ter relativering: voor 1977 waren er miljoenen jaren zonder Marc de Hond en toen ging het hier op aarde ook vaak prima. Maar misschien komt dit grapje net iets te snel.

Mijn theatertour sloot altijd af met deze tekst. Het gaf me verdriet en troost. Hopelijk jullie nu ook:

> "En als de klok luidt, het tijd is
> Ik zing voor de laatste keer
> En als ik daar lig, in vrede
> Zing deze dan nog een keer
>
> En als de klok luidt, bouw dan een mooi feest voor mij
> Zo eentje, die doorgaat, doorgaat voor altijd
> Mocht ik heengaan, ergens, treur dan niet om mij
> Maar proost op het leven, en treur niet om mij."

Mama, opa, oma, Lion, Johnny, ik kom eraan.'

Mijn dank gaat uit naar:

Remona, Livia en James
Mijn ouders en schoonouders: Maurice, Caroline, Mari, Jules, Ellen, Harry, Ton en Jose
Mijn broer Brian
Mijn broers en zussen: Michel, Nathalie, Naomi en Daphne
Dokter Voortman en alle lieve mensen van het VUmc en in het bijzonder mijn vrienden van afdeling 3c
Mijn beste vrienden Brian en Michelle en nieuwe vriendin Nada van Nie
Robin Goudsmit (The Fame Game) en Joost van den Ossenblok (A.W. Bruna)
Alle negenentwintig interviewers die bereid waren om aan mijn theaterproject mee te werken
Alle mensen die mij tijdens mijn loopbaan een duwtje in de rug hebben gegeven

En ten slotte mijn moeder Jasmin, opa Sam en oma Jannie, die bij alles wat ik in het leven deed mijn inspiratie waren

Het risico op blaaskanker is bij mensen met een dwarslaesie tot 28 keer groter dan bij mensen zonder dwarslaesie. Een jaarlijks onderzoek kan helpen om de diagnose eerder te stellen, waardoor er grotere overlevingskansen zijn.